# DU MUSCLE ROTATEUR
EXTERNE
# DE LA JAMBE
## ET DE LA LUXATION CONSÉCUTIVE
## DU GENOU
EN DEHORS ET EN ARRIÈRE,

Nouvelle Méthode
de traitement des ankyloses angulaires du genou,

**Mémoire**

adressé à la Société de Médecine de Lyon,

PAR LE DOCTEUR F. PALASCIANO,

CHIRURGIEN DE L'ARMÉE DE SA MAJESTÉ SICILIENNE,
PROFESSEUR D'ANATOMIE A L'HÔPITAL MILITAIRE DU SACREMENT DE NAPLES,
CHIRURGIEN ADJOINT DU GRAND HÔPITAL DES INCURABLES,
MEMBRE DES CONGRÈS SCIENTIFIQUES D'ITALIE,
ETC., ETC., ETC.

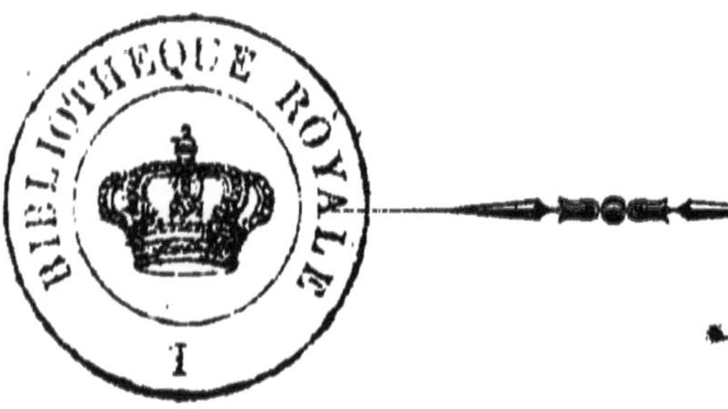


LYON,
IMPRIMERIE DE J. BRUNET FILS ET FONVILLE,
Grande rue Sainte-Catherine, 11.

1847.

# AVANT-PROPOS.

C'est sur le territoire de France que l'orthopédie a trouvé son berceau ; c'est à Lyon qu'elle a atteint son plus grand développement ; c'est ici que je viens déposer comme tribut d'admiration, sinon une grande invention, au moins une découverte avec ses applications utiles au traitement d'une des plus redoutables difformités en orthopédie, la luxation consécutive du genou en dehors et en arrière. Les ouvrages de MM. Bonnet et Pravaz sont la plus belle justification pour un étranger qui a préféré venir mettre ici à l'épreuve de la discussion et de l'expérience une intéressante nouveauté orthopédique. La renommée de la Société de Médecine de Lyon est telle que son jugement peut offrir la garantie suffisante quand il s'agit de faits qui sortent de la pratique et de l'observation communes.

## CHAPITRE I.

### Anatomie du muscle rotateur externe de la jambe.

Entre les deux feuillets de l'aponévrose crurale, sur le côté externe, est placé un amas de fibres tendineuses fort remarquable, qui n'a été décrit jusqu'à présent par aucun anatomiste, et dont l'existence peut être constatée par qui que ce soit, sans peine et avec la plus grande facilité. En effet, on n'a qu'à mettre à découvert l'aponévrose crurale pour trouver en place le tendon dont je vais parler.

Le muscle que jusqu'à ce jour les anatomistes ont décrit sous le nom de *muscle du fascia-lata* (Lauth), ou *muscle tenseur de l'aponévrose crurale* (Bichat), en lui faisant prendre naissance de l'épine antéro-supérieure de l'os iliaque, entre le couturier et le fessier moyen, marche toujours en écartant ses fibres parmi les deux feuillets de l'aponévrose. On l'a dit finir sur la même aponévrose, au quart supérieur de la cuisse, et servir à la tension de cette membrane; toutefois, loin d'avoir l'exceptionnelle destination de mettre en mouvement une aponévrose, il finit par une quantité de fibres tendineuses très évidentes qui se rapprochent entre elles près de l'insertion des muscles fessiers, se renforcent par d'autres fibres de ces derniers muscles, procèdent en bas, le long et antérieurement de l'attache de l'aponévrose à la ligne âpre du fémur, et vont finir au genou. C'est là qu'en s'écartant entre elles ces fibres environnent le sommet du tibia et la rotule de dehors en dedans, s'anastomosent avec l'expansion des fibres tendineuses du couturier qui procèdent de dedans en dehors et vont fixer les points essentiels de leur insertion sur la tubérosité externe du tibia et toute la surface antérieure de la rotule. Cet écartement et cette anastomose des fibres tendineuses forment évidemment une espèce de genouillère ou de large bride qui environne le genou.

Le muscle et le tendon dont je parle étant partout couverts intimement par les deux feuillets de l'aponévrose, on ne peut les mettre à découvert et les isoler sans couper cette même aponévrose. Alors il sera facile de s'apercevoir que depuis la fin du muscle fascia-lata, son tendon présente la largeur de deux à trois centimètres et l'épaisseur de deux à trois millimétres. La surface extérieure étant parsemée de tissu cellulaire adipeux, l'intérieure lisse, polie et d'une couleur rosée, fait voir de temps à autre et très souvent des fibres charnues très délicates et minces le long de la surface intérieure de l'aponévrose crurale, et près de la ligne âpre du fémur.

Le muscle en question n'est donc plus simplement tenseur de l'aponévrose. De l'ilion il va s'insérer au sommet externe du tibia et à la rotule; son point d'origine est très rapproché de celui de son antagoniste, le couturier, tandis que son point d'insertion est opposé à celui de cet antagoniste : par là il offre les mêmes dispositions anatomiques que les muscles sterno-mastoïdiens, que le jambier antérieur et le petit péronier (1). Par simple induction anatomique, donc, je pourrais déjà l'appeler muscle rotateur externe de la jambe.

(1) L'analogie des rotateurs du pied n'existe pas seulement par rapport aux insertions avec ceux de la jambe; mais elle est frappante par leur origine et par leur rapport avec les aponévroses crurale et jambière.

Si l'aponévrose crurale offre une épaisseur fort remarquable du côté extérieur et bien plus considérable que celle du côté interne, c'est qu'elle renferme entre ses deux feuillets le tendon du muscle rotateur externe de la jambe, ce qui peut être considéré comme une exacte réponse, après un demi-siècle de silence, au juste appel du grand Bichat, qui, en donnant la description de l'aponévrose crurale, finit par demander : »

« Pourquoi la partie interne de l'aponévrose qui répond « à des muscles plus nombreux est-elle recouverte d'une « lame aponévrotique plus mince, et n'a-t-elle point de « muscle tenseur? »

Parce qu'il n'y a pas de muscle tenseur, et ce qui fait l'épaisseur du côté externe de l'aponévrose crurale, c'est le tendon du muscle rotateur externe de la jambe.

---

## CHAPITRE II.

### Physiologie du muscle rotateur externe de la jambe.

La physiologie, dans notre cas, loin de trouver son point d'appui dans l'anatomie, donnera le principal soutien à la démonstration de l'existence du muscle rotateur externe de la jambe.

D'abord la rotation de la jambe mise en flexion sur la cuisse est un fait accompli, pour la moderne physiologie. MM. Weber (1) en ont fait le sujet d'une étude et d'une discussion fort remarquables, en s'appuyant sur une expérimentation cadavérique très étendue.

(1) Traité de la mécanique des organes de la locomotion. Dans *l'Encyclopédie Allemande*.

Ces célèbres anatomistes allemands prétendent que la pronation et la supination de la jambe, sinon formellement niées, ont échappé à l'attention de la plupart des observateurs; mais on trouve dans l'*Anatomie descriptive* de l'immortel Bichat la plus explicite déclaration de ces mouvements :

« Dans la flexion de la jambe, dit-il, la courte portion « du biceps la fait tourner un peu sur son axe, de ma- « nière à porter la pointe du pied en dehors; le demi- « tendineux agit en sens inverse; ces deux rotations sont « nulles dans le temps de l'extension, » ce qui, le rôle du couturier excepté, est à peu près l'actuelle théorie de MM. Weber. Mais, quoiqu'il en soit de la priorité de l'observation, voilà comment on peut résumer l'étude de MM. Weber sur les mouvements de pronation et de supination de la jambe.

« Le genou n'ayant pas un axe de mouvement fixe, n'est pas une articulation à charnière. Les condyles tournent comme une roue sur le tibia, d'avant en arrière et d'arrière en avant, et pendant la rotation, comme l'avant-train d'une voiture.

« L'impossibilité de la pronation et de la supination de la jambe dans la forte extension du genou, dépend de la grande tension des ligaments latéraux de l'articulation, et au contraire leur possibilité dans la flexion tient au relâchement de ces ligaments.

« Dans les mouvements de pronation et de supination, le condyle extérieur du fémur tourne un peu sur l'intérieur à cause de la plus grande longueur de ses ligaments, c'est-à-dire des deux ligaments externes et du croisé antérieur, comme aussi à cause de la plus grande liberté du cartilage semi-lunaire externe, ce qui trouve une explication dans la différente étendue des mouvements de supination et de pronation.

« D'après l'expérimentation cadavérique, la jambe étant fléchie sur la cuisse par un angle de 145 degrés de 90, le terme moyen de supination et de pronation a été de 34 degrés déterminés sur la circonférence du cercle, par un indicateur fixé dans le tibia.

« Les muscles chargés d'opérer la pronation de la jambe, pendant la vie, sont le couturier, le demi-tendineux, le grêle et le poplité ; au contraire, le biceps en produit la supination. La jambe étendue, ces muscles exercent une autre fonction, parce que la disposition des ligaments leur empêche d'opérer la rotation.

« Le muscle demi-membraneux qui a tant de rapport avec le demi-tendineux, est exclu de la pronation par la seule raison que son tendon ne se déploie pas sur le tibia comme les autres muscles rotateur, etc., etc. »

Dans l'ingénieuse théorie de MM. Weber que nous venons d'exposer, le rôle principal des mouvements de pronation et de supination de la jambe, est confié aux ligaments latéraux et croisés de l'articulation fémoro-tibiale, ce qui est loin d'être exact, car les tissus ligamenteux ne sont que des tissus simplement élastiques, et ils doivent suivre absolument le mouvement des parties sur lesquelles ils sont attachés. Ils ne peuvent donc représenter que la disposition organique de l'articulation et jamais une raison de mouvement.

Si cette manière d'induction devait subsister, je pourrais dire à mon tour et à plus forte raison, que la disposition de l'articulation de permettre le mouvement circulaire de la jambe étant fléchie, dépend plutôt de la conformation extérieure des condyles du fémur dont le centre est le point d'attache des ligaments latéraux. Ce centre, au fur et à mesure qu'il s'éloigne ou s'approche du tibia, produit la tension ou le relâchement des ligaments. Encore l'on pourrait soutenir le même droit pour la conformation des cartilages articulaires, ou, comme il a été bien démontré par les expériences de M. Bonnet sur l'entorse du genou, pour la multiplicité des points de contact lors de l'extension entre le fémur et le tibia, aussi bien que pour la disposition du ligament postérieur dont ce dernier auteur a fait connaître l'influence, et que MM. Weber mettaient tout-à-fait hors de question.

J'insiste sur cette analyse d'exclusion comme la preuve la plus évidente que le mouvement de supination de la jambe est produit par la contraction du muscle ilio-fémoro-tibio-rotulien extérieur ou rotateur externe de la jambe. En effet, la conformation des condyles fémoraux et du sommet du tibia, la disposition des ligaments latéraux et croisés, et la position des cartilages inter-articulaires, sont les conditions organiques normales de l'articulation du genou; mais elles ne pourront jamais avoir aucun droit sur la production des mouvements de pronation et de supination de la jambe.

Je ne sais pas si jai bien traduit la pensée des anatomistes allemands, mais il me paraît que MM. Weber et M. Bonnet ont étudié et parfaitement expliqué tout ce qui empêche l'exécution du mouvement de rotation de la jambe quand il ne se fait pas, et je crois qu'il faudrait étudier ce mouvement quand il se fait et la force par laquelle il est produit.

Ces célèbres anatomistes ont été obligés de recourir à la force des ligaments, parce que avec la doctrine de la fonction des muscles généralement reconnus comme producteurs des mouvements de pronation et de supination de la jambe ils ne pouvaient pas expliquer les résultats de leurs expériences et de leurs observations. Ils admettent donc que le biceps, après avoir produit par sa contraction la flexion de la jambe, en se contractant de nouveau produit la rotation en dehors à cause du relâchement des ligaments externes du genou. Mais cette influence des ligaments ne change pas la position du biceps, ne fait pas que sa contraction ne soit principalement destinée à la flexion de la jambe et que la rotation ne puisse être accomplie aussi pendant l'extension, comme nous le verrons tout à l'heure: cette influence des ligaments enfin ne multiplie pas les points d'insertion du biceps unique et sans épanchement de fibre sur le péroné, condition reconnue comme essentielle des muscles rotateurs par les mêmes auteurs allemands, et à cause de laquelle ils ont exclu de la pronation le muscle demi-membraneux, quoique en si grand rapport anatomique avec le demi-tendineux. Pour la pronation, au contraire, non-seulement ils admettent le couturier et le demi-tendineux, mais aussi le grêle et le poplité, de manière à ce que l'on voit un seul muscle employé pour deux mouvements d'une étendue double de ceux qui sont effectués par quatre muscles spéciaux, et tout cela parce que l'expérimentation par laquelle ils avaient été amenés à une telle conclusion n'était pas parfaite. Afin de déterminer l'action d'un muscle ils le coupaient près de son origine en le laissant attaché seulement par son insertion, et en exerçant des tractions par le bout coupé. On voit bien qu'ils s'exposaient par cela à donner à la force musculaire plus ou moins d'étendue qu'elle n'en a pendant la vie et à ne pas chercher tout ce qu'ils ne croyaient pas devoir tirer.

Mais si la théorie de MM. Weber ne peut pas entièrement subsister, les faits qu'ils ont observés ne sont pas moins constatés. J'ai répété et multiplié ces expériences en Italie et je les ai toujours trouvées identiques dans les résultats, qui pourront être bien prouvés par celles que j'ai eu l'honneur de pratiquer dans la salle anatomique de l'Hôtel-Dieu de Lyon, en présence de M. le ch. Bonnet, professeur de clinique-chirurgicale. Je me bornerai seulement à la publication de celles-ci comme les plus authentiques.

*Expériences cadavériques.*

1. Mis à découvert sur un cadavre, par une incision convenable, le genou et toute l'aponévrose crurale, et la jambe fléchie à angle droit sur la cuisse, pendant que l'on tient la jambe fortement tournée en dedans, si l'on coupe transversalement à sa direction le tendon du muscle rotateur externe, tel que nous l'avons décrit, à sept centimètres de son insertion sur le tibia, l'on sent un choc subit; et en continuant à tourner la jambe en dedans, l'on s'aper-

çoit d'une beaucoup plus grande étendue et liberté dans le mouvement de pronation.

2. La jambe fléchie à angle droit sur la cuisse, comme dans l'expérimentation ci-dessus, et une perpendiculaire obtenue par le moyen d'un fil fixé sur le sommet de la rotule, si l'on enfonce dans l'épaisseur de la crête tibiale une petite tige en acier à angle droit sur la direction du fil, et que l'on adapte à cette tige un demi-cercle gradué, en tournant le plus fortement possible la jambe en dedans et en dehors, on la voit parcourir dans la première direction 20 degrés du demi-cercle et dans l'autre 40, ce qui est l'expression de la plus grande pronation et supination dans l'état normal.

3. Le cadavre préparé comme dans l'expérience précédente, avec la perpendiculaire la tige en acier et le demi-cercle, si par la méthode sous-cutanée on coupe le tendon du muscle rotateur externe à sept centimètres de son insertion sur le tibia, ayant soin de couper le plus près possible de son attache à la ligne âpre du fémur l'on voit avec quelle facilité on peut doubler l'étendue de la pronation de la jambe, c'est-à-dire faire parcourir à l'indicateur quarante degrés du demi-cercle en dedans.

Par ces expériences donc, qui, à vrai dire, appartiendraient plutôt à la chirurgie expérimentale qu'à la physiologie, se trouvent pleinement démontrées la fonction et l'influence du muscle ilio-fémoro-tibio-rotulien, aussi bien que par ses rapports anatomiques, et d'une manière indirecte par toutes les objections que l'on peut faire à la théorie de MM, Weber. Cependant, je suis bien loin de méconnaître toute la part que le biceps crural peut prendre par ses contractions à la rotation en dehors de la jambe, s'il agit sans l'aide des fléchisseurs de l'autre côté; mais seulement je prétends que son influence est purement secondaire et qu'il ne fait qu'aider le muscle rotateur externe pendant la flexion.

Il est à propos de faire remarquer ici qu'il n'est pas vrai que la jambe soit capable d'exécuter les mouvements de supination et de pronation seulement pendant sa flexion, comme il a été cru par Bichat et par MM. Weber. La jambe fait ses mouvements de rotation aussi bien dans l'extention que dans la flexion. S'il n'en était pas ainsi, que ferait la jambe pendant les mouvements de rotation de la cuisse et du pied, qui se font aussi complètement dans sa flexion que dans son extention? Il devrait arriver de deux choses l'une : ou les mouvements de rotation de la cuisse seraient impossibles pendant l'extention de la jambe, ce qui n'est pas; ou bien ils produiraient une torsion dans le genou lors de chaque rotation, ce qui ne pourrait pas être. Au lieu de cela on voit jambe et cuisse tourner ensemble de l'un et l'autre côté.

Mais ce qui est plus remarquable dans notre muscle rotateur externe de la jambe, c'est que la rotation en dehors est toujours opérée par lui aussi bien dans l'extension que dans la flexion. Afin de se convaincre de cette vérité, on n'aurait qu'à l'examiner sur soi dans l'un et l'autre état, et après on trouverait une pleine explication dans ses rapports anatomiques, qui sont les mêmes pendant la flexion et l'extension de la jambe. La rotation donc de la jambe se fait toujours, mais avec cette seule différence que dans la flexion elle tourne sur les condyles du fémur, et pendant l'extension dans la cavité cotyloïde; et si dans cet état la contraction du rotateur est forte et permanente elle produit l'abduction de la jambe, qui, dans l'état morbide, constitue la difformité connue sous le nom de *genou en dedans*; ce qui est une preuve de plus en faveur de l'existence et de la fonction du muscle et du tendon qui font l'objet de mon mémoire.

## CHAPITRE III.

### Rotation pathologique de la jambe en dehors

(luxation consécutive du genou en dehors et en arrière).

La rotation pathologique de la jambe en dehors, par MM. Duval et Philips, comprise dans la fausse ankylose angulaire du genou, et qui n'avait pas échappé à l'observation de MM. Dieffenbach, Bouvier, Froriep, Velpeau, Guérin, a pris place dans la pathologie chirurgicale d'après la publication des *Traités des Sections tendineuses, et des Maladies des articulations*, par M. Bonnet (1), sous le titre très convenable de *Luxation consécutive du genou en dehors et en arrière*. C'est sur ces ouvrages que je prends le point de départ de mon étude.

*Symptômes.*

Cette espèce de déplacement, la plus commune des luxations consécutives du genou, n'est pas une affection instantanée; mais elle commence petit à petit et par degrés. Le malade affecté d'une inflammation aiguë ou chronique, ou de toute autre maladie douloureuse du genou, est naturellement porté à tenir son membre dans la demi-flexion comme une position où la capsule articulaire du genou offre plus de capacité (2), et les surfaces articulaires sont moins comprimées. Mais dans cette position, la plus propre à la rotation, toutes les fois qu'un état de surexcitation morbide a atteint les tendons des muscles rotateurs, la jambe subit un degré de rotation plus ou moins avancé, et le malade, afin de donner l'appui nécessaire au membre, est obligé de le reposer sur une des surfaces latérales, ordinairement sur l'externe; et si le chirurgien n'est pas pressé d'amener la jointure dans la position droite en la faisant reposer sur la

(1) Lyon, 1841 et 1845.

(2) *Expér. cadavér.*, par M. Bonnet, ouvr. cité, vol. II, p. 152.

surface postérieure, selon les principes de M. Bonnet, il aura bientôt le désappointement de voir effectuer la rotation en dehors de la jambe, qui, à cause de la longue immobilité devient inamovible, c'est-à-dire passe à l'état de fausse ankylose ou d'ankylose complète, selon le genre des altérations organiques effectuées en dedans et en dehors de la jointure. Une fois devenue inamovible, la rotation de la jambe est très aisée à reconnaître. Le genou, abstraction faite de toutes les lésions matérielles qui ont précédé, accompagné ou suivi la luxation, est difforme et a perdu en totalité ou en partie ses mouvements. Le condyle interne du fémur fait saillie en dedans, et l'axe entier de cet os a pris une direction très oblique de dehors en dedans. La rotule est déplacée sur le condyle externe, et dans la grande majorité des cas y est soudée et ankylosée, faisant une saillie plus ou moins prononcée en avant et en dehors, ce qui rend beaucoup plus remarquable cette espèce de concavité qu'on observe au-dessous d'elle et qui est déterminée par le déplacement en arrière du sommet du tibia. La jambe à son tour est plus ou moins fléchie sur la cuisse; le sommet a glissé en arrière et en dessous des condyles fémoraux en effectuant la rotation la plus exagérée en dehors. On peut mesurer cette rotation par l'éloignement en dehors de l'insertion du ligament rotulien qu'on ne trouve plus en direction de la poulie des condyles fémoraux, et de la situation tout à fait postérieure de la tête du péroné. L'axe longitudinal de la jambe subit un changement de direction en sens inverse de celui de la cuisse, c'est-à-dire de dedans en dehors et de manière à ce que les deux axes de la cuisse et de la jambe forment un angle ouvert en dehors et plus ou moins marqué. Le pied, au contraire, subit la rotation en dehors, parce qu'il repose sur sa surface externe tandis que la surface plantaire devient latérale interne; plus rarement il appuie sur le talon étendu, les orteils restant toujours tournés en dehors.

On voit donc que la rotation pathologique et permanente

de la jambe n'existe jamais à l'état de simplicité, qu'elle est inséparable d'un degré plus ou moins avancé de flexion, dont on trouve l'explication dans tout ce qui arrive à l'état physiologique, et qu'elle est combinée très souvent avec le déplacement en dehors de la rotule. Et, par conséquent, l'ankylose angulaire du genou, dans la pluralité des cas, n'est point un état morbide dû à la rétraction soit primitive, soit secondaire des muscles fléchisseurs de la jambe, comme MM. Duval et Philips ont cru, mais une affection complexe dont on doit chercher la cause prochaine principalement dans le muscle et tendon rotateur externe de la jambe et dans le biceps crural; dans le droit antérieur et dans le triceps crural (portion externe) une complication presque constante, et dans les ligaments latéraux externes une conséquence intrinsèque; car il ne faut pas oublier la condition organique décrite par MM. Weber du relâchement des ligaments latéraux externes pendant la flexion, et qui ont besoin de s'allonger pour permettre l'extension.

Le raccourcissement du tendon du rotateur externe quelquefois est si évident, que M. Froriep avait cru trouver la cause de la maladie dans une affection de l'aponévrose crurale, mais il fut contredit par M. Velpeau (1), qui vit dans la tension du rotateur externe une transformation fibreuse de la couche sous-cutanée.

Dans le commencement de la rotation, les mouvements de la jointure ne sont pas impossibles, et si on s'y prend avec les principes physiologiques des mouvements de la jambe et les règles chirurgicales pour le traitement des luxations, la réduction n'en est pas difficile. Cet état constitue la première période de la rotation pathologique de la jambe. Plus tard, des adhérences ont commencé à se former, la fibrine épanchée à s'organiser. Le mouvement de flexion n'est point difficile, et la réduction, par le simple moyen de la main, est impossible. C'est la deuxième période de la difformité, ou la luxation à l'état de *fausse ankylose*. Enfin,

(1) *Dictionnaire de Médecine*, t. xiv, p. 186. — Paris, 1836.

les adhérences sont complètement formées, tout mouvement est impossible, le malade ne peut pas se servir de son membre parce que les axes de la cuisse et de la jambe ne correspondent point, il y a ankylose complète; et c'est la troisième période de la luxation consécutive du genou en dehors et en arrière.

## *Anatomie pathologique.*

L'anatomie pathologique, loin de contrarier notre manière de voir, vient plutôt déposer en sa faveur et l'affermir davantage.

Tous les changements décrits de symétrie, de correspondance et de direction entre le fémur, le tibia et la rotule, lorsqu'ils datent de plusieurs années, persistent après la mort, et il est difficile d'en opérer la réduction mécanique directe, même après la période de la rigidité cadavérique, comme tout de suite aprés l'amputation des membres difformés de la sorte. Les altérations qu'on remarque à l'autopsie de ces genoux sont très variables, selon le genre, le degré et la période de la maladie qui a précédé ou suivi la luxation. Nul doute que si l'on possédait des descriptions d'autopsies faites pendant que la rotation de la jambe était accompagnée d'arthrite aiguë ou chronique, on aurait constaté la simple congestion sanguine de la membrane synoviale et les sécrétions de sérosité, de matière organisable ou de pus dans l'intérieur de la cavité articulaire et dans l'intimité de la substance des tissus tendineux et aponévrotiques qui l'enveloppent, comme il a été bien démontré par les diligentes observations de M. Bonnet. Plus tard, la cavité synoviale serait disparue, la matière épanchée dans les tissus tendineux serait organisée et les tendons raides, rétractés et raccourcis. Dans le cas plus fréquent de tumeur blanche, aux altérations des tendons on trouve ajouté le changement caractéristique de l'intime substance des têtes articulaires, qui constitue l'essence de la tuberculisation de la jointure. On trouve des tumeurs fougueuses, des abcès, et alors la sécrétion de matière organisable dans les tissus tendineux environnants serait secondaire comme a été secondaire la luxation.

Pendant la suppuration de la jointure les cartilages inter-articulaires et d'incrustation sont ulcérés, ramollis, crébriformes, absorbés, détruits.

L'os mis à nu est imbibé de matière purulente, plus ou moins noirci et parsemé de points carieux et nécrosés Dans le cas où la suppuration n'a pas eu lieu dans la jointure, on entre dans un ordre différent de lésions, soit qu'il y ait eu ou non épanchement de matière organisable, savoir : les adhérences ou l'altération des surfaces articulaires.

D'après les observations que la science possède jusqu'à présent, on serait porté à croire que l'absorption des surfaces précède toujours l'adhérence; et c'est ce qui arrive dans les cas où l'adhésion succède à la simple immobilité ou à la suppuration; mais si l'adhérence est due à l'organisation de la fibrine épanchée, elle peut exister sans destruction des surfaces, comme j'ai eu occasion de l'observer dans l'examen anatomique du membre amputé par M. Pétrequin, le 17 juin, à l'Hôtel-Dieu. La moitié supérieure de la rotule était adhérente au condyle externe du fémur par un tissu cellulo-fibreux facile à déchirer, les surfaces n'étant pas détruites; et la moitié inférieure libre était crébriforme, le tissu compacte mis à nu et entièrement dépourvu de cartilage; les autres cartilages totalement ou presque totalement détruits; aucune adhésion entre le fémur et le tibia, de manière à ce que la demi-luxation en arrière et en dehors n'était due qu'à la rétraction tendineuse.

Une pareille adhésion de la rotule au fémur, sans destruction préalable du cartilage, est démontrée par la pièce 697 du *Museum Dupuytren*.

Cependant, ce qui arrive le plus souvent, longtemps après que la luxation consécutive a persisté, c'est que les cartilages sont absorbés, les tissus spongieux des os de la jointure communiquent ensemble, la capsule synoviale est détruite, et une union intime, d'abord fibro-celluleuse, et qui après parcourt tous les degrés de l'ossification, s'établit entre les différentes parties de l'articulation. Enfin, ces déformations des surfaces osseuses s'observent sur les parties qui ont resté longtemps en contact, et c'est principalement la partie postérieure des condyles du fémur et du tibia qu'on trouve dépouillée de cartilage et avec une excavation plus ou moins profonde. A cette excavation M. Duval (1) attribuait la persistence de la luxation en arrière et même son augmentation à la suite des redressements artificiels obtenus par sa méthode. Mais on conçoit bien qu'un vide ne peut être un obstacle à la réduction, et qu'un tel obstacle était plutôt dû à la persistance de l'ankylose de la rotule et de la rétraction du ligament latéral long externe et du tendon du rotateur, que sous le nom d'aponévrose il respectait soigneusement dans ses *Ténotomies* (2).

Quant aux progrès de l'ossification entre les parties ankylosées, on en trouve la plus complète démonstration dans les pièces 691 à 697 du *Museum Dupuytren* (3).

Finalement l'artère poplitée peut avoir subi, avec le temps, tel raccourcissement qu'elle se déchire dans un redressement mécanique et subit, comme il arriva, dans un cas, à M. Louvrier, et comme M. Chassaignac le démontra dans une pièce à la Société anatomique de Paris, en 1841.

Or, la conclusion la plus juste qu'on puisse déduire de cet exposé, ce n'est point de l'irréductibilité de la luxation, quand elle est ancienne et parvenue à l'état d'ankylose parfaite, mais seulement, qu'alors, à l'altération des tendons des muscles rotateur externe, droit antérieur, biceps et triceps cruraux et des ligaments latéraux externes, se sont ajoutées les adhérences et les altérations des surfaces articulaires, et par conséquent l'affection est bien plus complexe

(1) *Journal des spécialités*, t. I p. 51.

(2) *Traité pratique du pied-bot, de la fausse-ankylose angulaire du genou et du torticolis*, p. 444. — Paris, 1844.

(3) *Museum de la Faculté de Médecine*, vol. 2. — Paris, 1842.

encore, et loin d'être formée par un seul, plutôt que par un autre de ses éléments pathologiques.

## *Etiologie.*

Il n'y a pas d'observations qui démontrent cette affection à l'état congénital, excepté une seule de simple flexion, car les affections congénitales du rotateur externe se manifestent par la difformité connue sous le nom de genou en dédans; mais, d'après les faits publiés par MM. Phillips (1), Duval, Velpeau et Bonnet, on est porté à croire que la maladie la plus communément précédente de la rotation inamovible de la jambe en dehors soit la tumeur blanche, savoir: l'affection tuberculeuse du genou. Cependant il n'est pas moins vrai que l'arthrite aiguë et chronique, ou le rhumatisme articulaire et toutes ses variétés, datant de plusieurs semaines dans un assez grand nombre de cas, soient les causes premières de cette espèce de déplacement.

Avant M. Bonnet, personne ne s'était demandé comment il arrive que les affections longues et douloureuses du genou produisent très souvent la luxation consécutive et l'ankylose en dehors et en arrière, et seulement M. Velpeau avait expliqué le déplacement en arrière du sommet du tibia par la rétraction des muscles fléchisseurs de la jambe, la surface postérieure du talon étant inamoviblement placée sur le lit; mais M. Bonnet, ne trouvant pas suffisante cette explication, vient établir la théorie suivante qui explique pleinement le mécanisme par lequel la luxation se produit.

Un fait intéressant dans l'évolution de ces maladies, sur lequel ne saurait être jamais suffisamment fixée l'attention du chirurgien, c'est que les malades se penchent dans le lit sur le côté affecté et font reposer le poids du membre sur la partie externe du talon, le genou étant demi-fléchi. Il arrive alors que les ligaments latéraux externes et pos-

(1) *De la Ténotomie sous-cutanée*, etc. — Paris, 1843.

térieurs de l'articulation sont distendus; l'extrémité inférieure du tibia est portée en dedans et en avant par la pression qu'elle éprouve de la part du lit, tandis que sa partie supérieure est entraînée en dehors et en arrière. C'est alors que s'accomplit le double déplacement par lequel les condyles du tibia glissent plus ou moins en dehors et en arrière des condyles du fémur, pendant que la jambe, de son côté, éprouve un mouvement de rotation en vertu duquel la pointe du pied se tourne en dehors et le talon en dedans, ce qui est attribué à la pression que le lit exerce sur le côté externe du calcaneum. La rotule ne reste point étrangère à ces déplacements; tandis que la partie supérieure du tibia est entraînée en dehors et que cet os subit un mouvement de rotation dans le même sens, le ligament rotulien qui suit l'épine du tibia entraîne la rotule au côté externe du genou, et celle-ci se place audevant du condyle externe du fémur; il en résulte donc que la luxation en dehors de la rotule accompagne le plus souvent celle du tibia dans le même sens.

L'auteur voit que l'on pourrait faire une objection à son étiologie, savoir : qu'alors le tibia devrait former avec la cuisse un angle saillant en dehors, ce qui ne s'observe jamais; et il en offre l'explication dans la tendance qu'a le fémur à glisser en dedans du genou, soit à cause de la direction de son axe, soit à cause de la disposition des surfaces articulaires.

En effet, c'est ce qui arrive dans l'immense majorité des cas; même, d'après la connaissance du muscle rotateur externe de la jambe, l'ouverture de l'angle en dehors et la saillie du fémur en dedans n'est pas plus une objection à la théorie du professeur Bonnet, car la rétraction du tendon rotateur externe explique aussi bien la rotation de la jambe en dehors que l'ouverture de l'angle dans ce sens et la conséquente saillie du fémur dans le sens opposé.

Mais, d'après l'étude à laquelle nous nous sommes livrés, et tout en convenant que chaque fois que dans les maladies de l'articulation fémoro-tibiale on observe le decubitus latéral du membre, le genou demi-fléchi, on doit s'attendre à la luxation consécutive du tibia en dehors et en arrière : nous pouvons pousser la chose un peu plus en avant en nous proposant la solution des questions suivantes :

Le décubitus latéral du membre tel que nous l'envisageons est-il la seule cause des luxations? Quel doit être la valeur clinique de ce phénomène?

Il est indubitable, et nous le répétons avec M. Bonnet, que toutes les fois que les malades ont gardé la position latérale dans les maladies du genou, on doit s'attendre à la luxation en dehors et en arrière; mais il n'est pas également démontré que toutes les fois qu'il y a luxation consécutive en dehors et en arrière, il a dû constamment précéder le décubitus latéral. A l'appui de la négative, je citerai seulement les observations de trois jeunes filles, n[os] 64, 67 et 79 de la salle Saint-Paul de l'Hôtel-Dieu de Lyon, service de M. Bouchacourt.

La première, affectée d'ankylose et luxation exagérée du genou en dehors et en arrière, datant de six mois et demi; laquelle, dans le premier mois du rhumatisme aigu, fut amenée du latéral au décubitus perpendiculaire, et garda toujours après la demi-flexion dans ce dernier sens. Sur les autres deux la rotation pathologique de la jambe s'effectuait pendant le cours du rhumatisme chronique dans la demi-flexion perpendiculaire, mais les efforts de réduction et l'emploi d'une gouttière l'ont empêchée.

Or, en appliquant la philosophie du droit de causalité à la question, selon la méthode de la nouvelle école du professeur Ramaglia de Naples, il faudrait la constante et nécessaire précédence du décubitus latéral à cette espèce de luxation pour pouvoir reconnaître l'un et l'autre phénomènes dans les rapports de cause et d'effet. Ce qui n'étant pas, le décubitus latéral et la luxation qui le suit, doivent rentrer dans l'ordre des faits conjoints. D'ailleurs il aurait fallu toujours chercher la cause par laquelle le malade préfère avec soulagement une position qui facilite la dislocation d'une des plus grandes jointures de son corps, car le décubitus en question est une position qu'on ne pourrait pas, dans l'état de santé, soutenir tant soit peu, sans éprouver une douleur assez vive au côté interne du genou et être forcé de l'abandonner. Il paraît donc que le décubitus latéral n'est pas la cause mais un fait inséparable de la rotation pathologique de la jambe, et puisque dans cette position le raccourcissement des agents de la rotation en dehors et de la flexion est plus facile, on voit bien pourquoi, si on favorise la position, on exagère le déplacement, et, en s'y opposant, on le détruit.

Si la position latérale ne doit être retenue comme la cause effective de la luxation consécutive plus fréquente du genou, elle n'est pas moins l'expression la plus exacte du degré de déplacement effectué et de la combinaison de ses éléments pathologiques, ce qui est d'un grand intérêt dans la clinique, car non-seulement en s'opposant à ce genre de décubitus avant qu'il soit pris, on est sûr de prévenir le déplacement et la rotation, et on en fait de la sorte le traitement prophylactique; mais une fois arrivé dans la fluxion et dans l'empâtement phlogistique de la jointure, tous les autres *repères* étant disparus, c'est en étudiant bien la position qu'on peut reconnaître la différente combinaison des éléments complexes de ce genre de déplacement, et par conséquent bien scientifiquement diriger l'opération de la réduction chirurgicale.

La cause immédiate donc de la luxation consécutive du genou en dehors et en arrière est complexe, comme est complexe le déplacement qu'elle produit, et par conséquent elle a son siége dans les tendons des muscles rotateur externe de la jambe, biceps et portion externe du triceps crural, comme il est démontré par la physiologie et par l'altération des fonctions des parties affectées.

## *Pathogénésie.*

Maintenant, quelle est la nature de l'affection de ces tissus? C'est ce qui est difficile à déterminer d'une manière incontestable. Nul doute d'abord que l'inflammation des tissus fibreux de l'articulation aiguë ou chronique, primitive ou secondaire à une affection de la membrane synoviale ou des os, soit le procès morbide qu'on puisse constater dans la grande majorité des cas, ce qui est démontré par les altérations locales pendant la vie et après la mort, par la marche de la maladie, etc., etc.

Mais l'anatomie pathologique moderne n'est pas contente de se borner à cela : elle réclame la description explicite des altérations intimes des tissus qui ont été envahis pas le procès inflammatoire ou par une maladie de toute autre nature.

Il y a deux ans qu'après avoir publié un plan de recherches sur la pathologie des tissus musculaires et tendineux (1), j'ai recouru à la chirurgie expérimentale pour déterminer la nature des changements de la fibre musculaire et tendineuse dans les différents états pathologiques de ces tissus, comme après la ténotomie et la myotomie; mais je n'ai pas encore obtenu de résultats satisfaisants.

En attendant, différentes observations nous portent à présumer avec M. Bonnet, que les tissus fibreux sous l'empire du procès inflammatoire sont d'abord ramollis par l'épanchement de la fibrine ou matière organisable a l'état liquide, et qu'après, n'étant pas absorbée par le travail de la résolution, cette matière se solidifie dans l'état de relâchement de ces tissus, et en produit le raccourcissement et la raideur. Mais il restera toujours à constater dans ces tissus la marche des différents défauts de nutrition, de sécrétion et de transformation organique.

(1) *Il Severino, giorn. médico-chirurgico di Napoli. An.* 1845. — *Della tenotomia nelle piagh dei muscoli*; etc..

Quant aux adhérences morbides de la jointure et aux altérations des surfaces articulaires, que nous avons remarquées comme constituant l'ankylose, elles sont pour nous, soit causes, soit complications, soit conséquences de la rétraction musculaire.

## *Pronostic.*

Il suffit de saisir d'un coup d'œil les résultats des différentes méthodes de traitement de l'ankylose angulaire du genou pour comprendre de quel intérêt éminemmemt pratique est la question qui nous occupe. On sait que sur la méthode Louvrier, ou du redressement direct instantané, après vingt-un cas soumis à l'observation de M. Bérard, l'Académie royale de médecine décida que la machine de M. Louvrier est d'un emploi dangereux et que sa méthode doit être proscrite, parce que le résultat auquel on arrive par l'opération, n'est point assez satisfaisant pour établir une compensation aux dangers que les malades encourent, aux souffrances qu'ils éprouvent, et enfin à la longueur du temps qui doit s'écouler entre l'opération et le moment de leur entier rétablissement. Et le même Major de Lausanne qui plaida avec si grande énergie la cause de M. Louvrier, ne put s'empêcher de proscrire « tout redressement brusque dans les ankyloses compliquées de luxation en arrière du tibia, et convenir qu'il ne restait alors au chirurgien, tout comme à l'estropié que cela concerne, que la triste ressource de la résignation, du respect des faits trop malheureusement accomplis (1). »

D'après les sept opérations de ténotomie des fléchisseurs de la jambe que M. Phillips pratiqua en Russie, il fut obligé d'avouer « que dans le cas d'adhérences solides de la rotule, le redressement est impossible (2). » M. Duval aussi,

(1) *Traitement accéléré des ankyloses. Excentricités chirurgicales.* — Lausanne, 1844, p. 359.

(2) Ouvr. cit., pag. 172.

dans les vingt-cinq cas qui lui sont propres, ayant obtenu le redressement par le parallélisme des axes du membre et point de réduction, il déclare « que le plus souvent, quand on a obtenu l'extension de la jambe sur la cuisse, le membre reste dans cet état, c'est-à-dire que les malades ne pouvant plus fléchir la jambe, sont obligés de marcher à jambe raide (1). »

C'est à cause de ces insuccès prévus par M. Velpeau, que M. Bonnet a définitivement retenu l'incurabilité de l'affection à l'état de complexité et de chronicité où nous l'avons envisagée.

Encore, l'ankylose parfaite, quoique très incommode et pénible à cause du déplacement, n'est pas une terminaison constante de cette espèce de luxation, car très souvent on a été obligé d'amputer les membres parce que des abcès, des caries, des nécroses sont survenues dans l'articulation.

Une autre remarque pratique résultant du résumé de toutes les observations d'ankylose angulaire du genou publiées jusqu'à présent, c'est que sur cent cas de ces difformités il y en a au moins quatre-vingt-dix dans lesquelles l'affection est complexe, c'est-à-dire qu'elle résulte de la flexion, rotation en dehors, déplacement en arrière et abduction de la jambe sur le fémur, comme aussi du déplacement et ankylose de la rotule sur le condyle externe du fémur.

On voit donc que dans l'état actuel de la science, l'affection dont nous parlons non-seulement est retenue comme incurable et pénible, mais elle est aussi dangereuse et la plus fréquente des ankyloses du genou ; mais nous avons lieu de croire qu'ayant étudié cette altération dans tous les éléments complexes et dans son évolution morbide, et profitant des principes de la physiologie chirurgicale et de la chirurgie expérimentale, nous sommes parvenus à établir des indications justes et à trouver des moyens qui ont déjà obtenu des succès au-delà de toute expectation.

(1) Ouv. cit. p. 367.

# CHAPITRE IV.

## Thérapeutique de la luxation du genou en dehors et en arrière.

### *Prophylaxie.*

Nous venons de considérer dans le chapitre précédent la rotation en dehors et en arrière de la jambe dans trois états différents, savoir : de simple déplacement, de fausse ankylose et d'ankylose complète ; mais ses deux dernières périodes, dans notre cas, ne peuvent pas exister sans la précédence de la demi-luxation, simple ou en complication de la maladie qui l'a produit. On conçoit donc de quel intérêt sera la prophylaxie des luxations consécutives du genou ; car en prévenant le déplacement non-seulement on prévient l'ankylose consécutive à l'immobilité, mais le malade, quoique momentanément exaspéré par le changement de position du genou, en ressent tout de suite un grand soulagement, et sa maladie, loin d'entrer dans une dangereuse chronicité passe subitement à la résolution. Il y a sept ans que M. Bonnet fait tous les efforts possibles (1) pour répandre le principe clinique qu'il a formulé le premier, du redressement des genoux dans le commencement des maladies, afin de prévenir ces fâcheux accidents, de calmer les douleurs et d'aider la résolution. Quoique ce genre de maladie soit rare dans le pays de ma pratique, malheureusement j'ai à regretter de n'avoir pas eu plus tôt connaissance de ces principes, et d'être resté longtemps fidèle aux anciens

(1) Sur les positions des membres dans les maladies articulaires. *Gaz. Méd.*, 1840.

Des pratiques vicieuses généralement suivies dans le traitement des maladies articulaires. *Bullet. de Thér.*, 1847.

principes de laisser le malade dans la position qu'il choisit, et à plus forte raison pour le genou, à cause de la doctrine de Pott et Sharp, divulguée sur le continent par Lassus. On sait que ces praticiens recommandaient la position latérale demi-fléchie pour les fractures de la jambe. Maintenant la physiologie et la pratique ont fait justice des vieilles préventions, et ont démontré l'utilité du principe clinique que *dans toutes les maladies du genou rien n'est plus dangereux que le décubibus latéral dans la demi-flexion, et que si l'on place à temps le membre sur sa face dorsale, on est sûr de prévenir la luxation du genou en dehors et en arrière.* La raison en est simple: dans la première position le tendon du muscle rotateur externe est dans son plus grand relâchement, tandis que les antagonistes sont plus ou moins tendus; s'il devient raide dans cette position, les mouvements contraires sont impossibles, l'articulation est plus ou moins immobile, il y a rotation pathologique de la jambe en dehors.

Mais la prophylaxie de la luxation qui nous occupe n'est pas accomplie avec cela. Si l'inflammation est de nature pseudo-membraneuse, ou si elle a atteint les tissus fibreux externes de la jointure, il faut prévenir la rétraction du rotateur externe comme la plus forte bande tendineuse qui environne l'articulation, l'altération des surfaces articulaires et l'ankylose qui la suit, et on obtient tout cela par le mouvement dans la bonne position qu'il faut soigneusement maintenir. Je sais que l'on croit insupportables et dangereux les mouvements pendant l'inflammation soit aiguë, soit chronique, et qu'on a tenu jusqu'à présent comme une heureuse terminaison l'ankylose simple; et quoique plus tard la pratique pourra démontrer le contraire, savoir : que les mouvements doux et chirurgicalement dirigés sont un moyen thérapeutique de l'inflammation des jointures, je me bornerai à dire qu'on a redouté jusqu'à présent les redressements et les exercices lors de l'inflammation du genou, parce que les mouvements physiologiques et les agents de ces mouvements n'étant pas bien connus, on n'aurait pas pu y appliquer les règles de la bonne chirurgie. Or, dans notre cas, le mouvement ne doit pas se faire d'une manière brusque et subite, mais le plus lentement et doucement possible, et d'après une extension modérée longtemps prolongée dans la direction que la jambe prend dans la légère flexion, car c'est dans cette position que toutes les parties de la jointure sont relâchées et prêtes à la traction.

Le moyen préférable pour atteindre ce but est tout simplement une gouttière en fil de fer, rembourrée en crin et composée de deux pièces articulées à charnière à la hauteur du jarret, de manière à ce qu'elle puisse embrasser et soutenir entièrement le membre dans la demi-flexion et former un double canal incliné soutenu dans les entailles d'un plan de support. Cette machine représenterait, dans la plus grande simplicité, la gouttière brisée de Delpech (1). L'extension douce serait faite, dans les maladies très aiguës, par la pesanteur même de la jambe, et dans les chroniques et anciennes, par le moyen d'un poids quelconque proportionné à la petite force qu'on doit déployer et attaché par un mouchoir ou une guêtre à la cheville et à la plante du pied, selon la nouvelle modification que M. Pravaz vient d'introduire dans les appareils orthopédiques (2). Le malade étant couché horizontalement sur le dos, on place le membre dans la gouttière, en préférant le degré de flexion qui lui est le plus agréable; on fait agir la pesanteur du membre, ou l'on attache le poids au pied et on le laisse tranquille pendant deux ou trois jours. Ensuite, on commence à diminuer de jour en jour, et légèrement, l'angle du double plan incliné jusqu'à la parfaite extension, pendant laquelle on ôte le contre-poids du pied. Après deux ou trois jours, avec

(1) *De l'Orthomorphie par rapport à l'espèce humaine.* — Paris, 1828.

(2) *Traité des Luxations congénitales du fémur*, etc. — Lyon, 1847.

la même modération et reproduisant la traction, on revient à la demi-flexion, et tous les jours on imprime à la jambe un très petit mouvement de rotation en dedans et en dehors. En agissant de la sorte, toutes les parties de la jointure sont ou également relâchées ou également tendues; le changement continuel de position, fait avec modération, produit tous les avantages de l'immobilité et en prévient les mauvaises conséquences; et la marche de la maladie n'étant entravée par aucun déplacement, ou par l'immobilité, s'accomplit comme dans toute autre partie du corps.

## *Méthodes de traitement.*

La luxation consécutive du genou en dehors et en arrière, une fois établie, soit seule, soit en complication de l'ankylose, on lui a appliqué les diverses méthodes de traitement de la flexion simple du genou; car nous avons dit, dans le chapitre précédent, que ce genre de déplacement avait été compris dans l'ankylose angulaire par les spécialistes modernes, et placé dans la pathologie chirurgicale par M. Bonnet, qui avoue l'impuissance de tous les moyens connus pour le détruire. Toutefois, on peut résumer en deux cathégories différentes toutes les méthodes employées jusqu'à ce jour par les chirurgiens orthopédistes : 1° Redressement mécanique subit, la force étant appliquée sur le genou et les points d'appui à l'extrémité de la jambe et de la cuisse; 2° Redressement mécanique progressif, la puissance et la résistance étant appliquées sur la surface postérieure de la jambe et de la cuisse, ou dans le jarret ou sur le genou, soit simple, soit en combinaison de la ténotomie des fléchisseurs de la jambe. Dans la première cathégorie, est comprise la machine Louvrier (1), sur laquelle

(1) La machine de M. Louvrier est composée d'une espèce de semelle en fer qui est solidement attachée au pied et à laquelle sont fixées des poulies de réflexion; sur ces poulies passent des cordes mises en jeu par un moulinet, et qui vont s'enrouler sur un treuil

nous avons rapporté le jugement de l'Académie royale de médecine. Il est clair que l'application de cette méthode, tout en ayant une heureuse réussite, ne peut pas guérir la luxation qui nous occupe, parce que, des cinq éléments pathologiques qui la constituent elle en détruit seulement un, la flexion. L'abduction et la rotation de la jambe en dehors, le glissement du tibia en arrière; le déplacement de la rotule et son ankylose ne sont pas pris de vue par cette machine, et par conséquent elle pouvait produire le redressement forcé du membre, et jamais la guérison de l'ankylose et de la luxation, ni le rétablissement des mouvements de la jambe.

Dans l'autre méthode de redressement progressif, par les seules machines de Manget, Delpech, Bouchet, Duval, etc., etc., il est vrai que dans quelques-unes on n'a pas l'inconvénient d'agir sur la rotule, ce qui est très bon dans le cas de simple flexion; mais on ne peut que perdre le temps dans une douloureuse impuissance quand il s'agit de les appliquer au traitement de l'ankylose et de la rotation pathologique de la jambe en dehors. Lorsque cette méthode a été précédée par la ténotomie des fléchisseurs à la manière de MM. Dieffenbach, Bouvier, Duval, Phillips, Guérin, Bruni (1) et Carbonai, on a obtenu plus facilement le redressement artificiel du membre par le parallélisme des deux axes; mais point de guérison complète, point de mouvements de la jambe, parce qu'on n'avait rien fait pour détruire les autres éléments du déplacement. En attendant, il faut avouer que MM. Dieffenbach et Duval avaient fait, chacun de son

placé à la partie inférieure de l'appareil. Ces cordes sont destinées à entraîner la jambe horizontalement. Un carré long saisit le milieu du genou, d'autres cordes le maintiennent et l'attirent verticalement. Le moulinet fonctionne sous la main de l'opérateur, les cordes sont mises en mouvement, la jambe s'étend, le genou s'abaisse et le membre est ramené à sa rectitude.

(1) *Resultamenti clinici della sala ortopedica dello spedale di Loreto.* — Napoli, 1839.

côté, un pas vers une meilleure méthode, savoir : le premier, après avoir coupé les tendons des fléchisseurs, exagérait le mouvement de flexion de la jambe, et l'autre aidait la machine à réduction par l'usage interompu de l'extension sur un lit orthopédique pour deux ou trois heures tous les jours; mais il s'en fallait encore de beaucoup pour arriver à un bon résultat. Au contraire, la flexion, à la manière de M. Dieffenbach, était plus dangereuse qu'utile, parce que ou le triceps et le droit antérieur entraient en contraction spasmodique, et alors la rotule restait engrainée irrémédiablement entre le fémur et le tibia, ce qui arriva à M. Phillips (1); ou ils étaient déchirés, et alors s'ensuivaient des suppurations dangereuses, et dans le cas ou ces muscles souffraient la distension, l'ankylose de la rotule n'était pas détruite, le tibia se fracturait en dessous de l'insertion du ligament rotulien, et les mouvements naturels étaient impossibles.

L'extension à la manière de Duval ne pouvait pas être utile sur les parties antérieures de la jointure qu'il aurait fallu distendre parce que dans l'extension du membre elles sont relâchées. Il est si vrai que l'on n'en a pas remarqués les avantages, qu'il s'exprime de la manière suivante sur la réussite de sa pratique : « Quand la jambe « est étendue, elle ne peut plus fléchir, elle reste raide « pour toujours (2). » En effet, dans aucun de ses 25 malades il avoue n'avoir obtenu le rétablissement des mouvements. Un autre progrès vers l'amélioration du traitement avait été fait par M. F. Carbonai et M. J. Guérin. Le professeur d'orthopédie clinique de Florence, dans un de ses malades, le 10 novembre 1843, coupa profitablement le muscle du fascia-lata dans son insertion supérieure (3) et le justement célèbre orthopédiste de Paris coupa une fois

(1) Phillips, ouvr. cit., p. 172, avoue que la méthode Dieffenbach est impuissante contre l'ankylose de la rotule.

(2) Ouvr. cit., p. 568.

(3) *Prospetto dell R. Instituto ortopedico Toscano* — Firenze 1845, p. 36.

ces droits internes, le fascia-lata, et les ligaments latéraux externes (1), et une autre fois le biceps demi-membraneux, demi-tendineux et droit interne (2); mais comme après on faisait le redressement mécanique et pas de réduction chirurgicale, il restait toujours à combattre le déplacement de la rotule, l'un des plus sérieux éléments pathologiques de notre difformité : c'était le temps d'ailleurs où l'on coupait tout muscle qui paraissait distendu sous la peau, et on s'exposait à combattre la même difformité tantôt par la section d'un muscle ou d'un tendon, tantôt par celle d'un autre.

La résection des os n'a pas manqué d'être appliquée au traitement de la difformité dont nous nous occupons. En Amérique, M. Rhéa-Barthon et depuis MM. Gibson et Platt-Burr (3) ont pratiqué avec succès l'opération suivante. A l'aide de deux incisions à la partie antérieure du fémur qui se rejoignent en forme de V à base supérieure, et de deux traits de scie obliqués en sens inverse, ils ont enlevé une portion cunéiforme du fémur, en ayant soin de conserver une épaisseur de 7 millimètres à la partie postérieure de cet os; alors ils ont réuni les chairs et puis achevé par une fracture la solution de continuité du fémur; cette lamelle osseuse, qu'ils ont fracturée ensuite, était conservée dans le but de ne pas blesser l'artère poplitée.

Mais nous faisons remarquer avec M. Nélaton (4) que par cette opération on produit une fracture compliquée de plaie et par conséquent très dangereuse, et nous ajoutons sans remédier à aucun des éléments pathologiques de la difformité en elle-même.

(1) Lettre adressée à l'Académie des Sciences, le 13 août 1840.

(2) Académie des Sciences, séance du 20 janvier 1840.

(3) *The American Journal*, oct. 1884.

(4) *Éléments de pathologie chirurgicale*, t. 2, p. 238, Paris, 1847.

*Méthode de l'auteur.*

D'après l'étude anatomique et physiologique des parties et des mouvements du genou dans l'état normal et de la demi-luxation que nous venons de décrire dans ce mémoire, étant persuadé que toute difformité dans les articulations résulte immédiatement de la rétraction de l'agent du mouvement, dont l'exagération inamovible constitue la difformité, et qu'un muscle et un tendon rétractés ne peuvent pas s'allonger pour permettre le mouvement dont ils sont les antagonistes, sans être coupés, nous en avons conclu que dans notre cas il fallait couper tous les muscles qui ne pouvaient pas par leur relâchement permettre les mouvements de réduction. Nous ne doutons pas que ce principe une fois suivi n'apporte un grand changement dans la pratique de l'orthopédie, car il ne s'agira plus de voir une saillie au-dessous de la peau pour couper un muscle ; la myotomie et la ténotomie auront une indication rationnelle : on ira couper les muscles et les tendons qui ne font pas de saillie, et même ceux qui sont dans l'état sain quand il faudra produire des mouvements très exagérés pour une opération chirurgicale.

La pratique n'a pas manqué de justifier ces conclusions, car les muscles et les tendons coupés par nous avec un avantage qu'on était loin d'attendre, ne faisaient point de saillie sous la peau.

Un autre principe non moins intéressant à établir, c'était celui de la réduction. Ceux qui ont traité les luxations consécutives du genou, soit par les seules machines, soit par la ténotomie, n'ont procuré que le redressement purement mécanique des membres ; ils l'ont obtenu, mais le genou n'a pas gagné les mouvements, parce qu'on n'avait rien fait pour obtenir la guérison. Il est vrai que MM. Dieffenbach et Duval ont ajouté l'un la flexion, et l'autre l'extension au redressement; mais il fallait se mettre sur tout autre chemin. Les luxations traumatiques congénitales et spontanées ne sont que les mêmes changements de rapport des parties des jointures, produits par des causes différentes et compliqués à diverses altérations des tissus; elles suivent le même mécanisme dans leur production, mais avec une marche différente. Les moyens de réduction, donc, en essence, doivent être les mêmes, et seulement différemment modifiés par des agents auxiliaires : le mécanisme de la réduction doit être le même, et seulement fait avec une progression différente, comme est différente la marche suivie par la maladie dans sa formation, et par conséquent la même contre-extension, la même extension toujours dans la direction que le membre a pris en se déplaçant, et la même réduction pour les luxations spontanées, traumatiques et congénitales, pratiquées à temps et degrés différents, et combinées à d'autres moyens plus ou moins puissants. C'est en appliquant ce principe clinique au traitement des luxations congénitales de la hanche que M. le docteur Millet, de Lyon, a exécuté devant moi une réduction aussi étonnante que sans contredit, dans deux cas de pareilles luxations.

Nous pouvons donc nous attendre à ce que le principe rationnel de la réduction chirurgicale l'emportera sur le redressement purement mécanique.

Quant à la rupture des ankyloses fémoro-tibiale et fémoro-rotulienne, qu'il y a six ans un éminent praticien, M. Bégin, admettait seulement dans des cas bornés (1), nous avons cru qu'il serait temps de la faire entrer dans les cadres de la médecine opératoire, et d'appliquer à son exécution les principes de la bonne chirurgie, et nous avons fondé notre avis sur les raisons suivantes :

1° La difformité que la rupture des ankyloses du genou est destinée à combattre est si fâcheuse que les malades ont désiré plusieurs fois de faire amputer leur membre.

2° Cette opération n'est pas autre chose qu'une fracture artificielle qui ne doit pas être considérée comme fracture de l'articulation, parce que la cavité articulaire est disparue pour donner lieu à l'ankylose, et pour laquelle on peut

(1) *Annales de chirurgie.* — 1841.

mettre préalablement les malades dans les circonstances les plus favorables, et se tenir prêt à prévenir tout accident dangereux.

3° Quand même on ne réussirait pas à redonner à la jointure ses mouvements, les malades auront toujours gagné un redressement inespéré et très utile.

4° Enfin elle entre dans le genre des opérations sous-cutanées, lesquelles, on le sait, ne sont presque jamais suivies de suppuration ou d'autres complications dangereuses. Personne, donc, ne niera que les progrés de la chirurgie moderne sur cet article ne devraient pas souffrir que des charlatants rebouteurs exploitent encore la rupture des ankyloses.

Or, cette opération devant figurer dans les cadres de la médecine opératoire, nous croyons devoir en formuler les régles thérapeutiques de la manière suivante, tout en attendant, par une pratique plus étendue, de nouveaux éclaircissements :

1° Rompre les adhérences des ankyloses angulaires en exagérant le mouvement morbide dans la direction qu'il a prise comme dans la réduction des luxations traumatiques, la traction est opérée toujours dans la direction du membre déplacé.

2° Le point de rencontre des deux forces opposées doit être dans l'endroit de l'interligne articulaire naturelle, ce qui est très facile à exécuter aux mains du chirurgien, en suivant les principes de la mécanique.

3° Mettre hors d'état de nuire toutes les puissances qui pourraient contrarier l'emploi des forces chirurgicales.

4° Aussitôt après la rupture de l'ankylose, donner au membre une position qui ne laisse pas en contact les fragments brisés.

Maintenant, en apliquant tous ces principes de thérapeutique chirurgicale au traitement des cinq éléments pathologiques dont nous avons vu résulter très souvent la rotation morbide inamovible de la jambe en dehors, il est clair que les sections sous-cutanées des tendons du rotateur externe de la jambe, du biceps crural et quelquefois aussi du demi-tendineux et du demi-membraneux pourront remédier à la rotation, abduction, déplacement et flexion de la jambe, tandis que les sections du droit antérieur et de la masse musculaire externe du triceps crural rendront facile la réduction de la rotule et la rupture de ses adhérences; car on sait que l'une des méthodes de réduction de la luxation traumatique de la rotule, c'est précisément la flexion forcée de la jambe (1). La section du ligament latéral long externe ôtera un autre obstacle puissant à la réduction.

La rupture des adhérences de la jointure doit être faite en exagérant le mouvement de flexion de la jambe; autrement le déplacement du tibia en arrière augmenterait plutôt que de diminuer. Le point fixe de ce qu'on appelle contre-extension est pris sur l'extrémité inférieure de la cuisse; les mouvements de traction, de supination et de pronation se feront avec modération et par degrés à jambe fléchie; seule position où ils sont faciles et profitables. Enfin la réduction est facile aussi par degrés en essayant avec la plus grande modération et sans cesse les mouvements d'extension. On entend bien que tous ces derniers mouvements que nous venons de nommer doivent commencer après que la réaction consécutive aux sections tendineuses et musculaires et à la rupture de l'ankylose sont finies.

Étant démontré par les expériences et la pratique que chacune de ces opérations remédie à chacun des éléments pathologiques de l'affection complexe dont nous traitons, il est clair qu'elles doivent être différemment combinées, selon la complication variée de ces éléments.

### *Procédé opératoire.*

Le malade étant couché sur le dos, un aide est chargé de tenir le tronc et la cuisse immobiles, ce qui n'est pas d'une

(1) Malgaigne. — *Traité d'anatomie chirurgicale et de chirurgie expérimentale.* — Paris, 1838.

nécessité absolue quand on a fait précéder l'éthérisation, tandis qu'un autre aide saisit la jambe et se tient prêt à exercer sur elle de légères tractions pour présenter les tendons sous le tranchant de l'instrument. L'opérateur, placé convenablement, cherche à sentir au-dessous de la peau les tendons ou les muscles qu'il doit couper; avec la main gauche il fait un pli à la peau d'arrière en avant, et pour le droit antérieur et le vaste externe, il fait la piqûre sur le biceps, et à la hauteur de sept centimètres environ au-dessus du bord supérieur de la rotule; ensuite il introduit le ténotome en le dirigeant en avant et à plat sur le droit antérieur. Arrivé là, il tourne le tranchant de l'instrument, et par un mouvement de pression et de scie, il coupe les deux muscles jusqu'à l'os. Il est difficile de tomber sur l'artère articulaire supérieure externe, parce qu'on suit la même direction que celle-ci.

On panse la plaie et on passe à l'autre section du rotateur externe et du biceps crural, comme aussi du ligament latéral long externe, s'il est jugé nécessaire. Le malade tourné de côté et les aides placés comme dans le cas précédent, l'opérateur fait le pli de la peau en la tirant de la partie postérieure de manière à ce que la piqûre tombe à peu près au milieu de l'espace poplité et au niveau du bord postérieur du condyle externe du fémur. Il introduit le ténotome et il lui fait parcourir à plat les surfaces externes des tendons du biceps et du rotateur; puis, en tournant le tranchant du ténotome, tandis que l'aide exagère la pronation et la flexion de la jambe, il coupe les deux tendons de dehors en dedans, ayant bien soin, par un mouvement de bascule, de couper le repli du rotateur externe sur la ligne âpre du fémur. Cette manière d'attaquer le biceps de de dehors en dedans est le nouveau procédé de M. Bonnet, infiniment préférable à ceux de MM. Dieffenbach et Bouvier, parce qu'on est sûr d'épargner le nerf sciatique poplité externe, et dans notre cas, avec une seule section, on est à même de couper les deux tendons. Par la même piqûre, et en dirigeant le ténotome en avant et en bas, on peut couper, si on le juge à propos, le ligament latéral externe. Aussitôt après la section des tendons, on passe aux manœuvres de réduction et à la rupture de l'ankylose. Alors, l'aide chargé de la jambe, saisit avec les deux mains l'extrémité inférieure de la cuisse, tandis que l'opérateur s'empare de la jambe en appliquant sa main droite sur les malléoles et sa main gauche au jarret pour pousser le sommet du tibia en avant dans le même temps que la main droite exagère la flexion, selon les principes que nous avons posés ci-dessus. Un craquement, signe de la rupture de l'ankylose, précède la facilité de la flexion et la possibilité plus ou moins étendue des autres mouvements.

Après avoir brisé les adhérences et exagéré les mouvements de pronation et de supination, et après avoir pratiqué des tractions fortes sur la jambe fléchie, nous avons préféré jusqu'à présent d'amener le membre dans l'extension et attendre la résolution de la réaction consécutive aux lésions produites, pour reprendre, après, le travail progressif de la réduction. Ne serait-il pas plus profitable de laisser le membre dans la demi-flexion? Tout en attendant de la pratique une réponse satisfaisante, nous pouvons avancer que, si les adhérences de la rotule étaient très fortes, on devrait préférer la flexion, et l'extension dans le cas contraire, qui, dans les déplacements récents non compliqués, pourrait produire une réduction subite, comme il arriva une fois à Signoroni, de Padoue (1).

### *Médicaments.*

La matière médicale, si riche de moyens, n'en refusera pas au chirurgien avant et après la réduction des luxations et la rupture des ankyloses. Quand la réduction est faite seulement par le changement de position, on n'a qu'à insister sur les remèdes réclamés par la nature et le degré de la

(1) Rogier de Beaufort. — *Trattato completo di Ortopedia umana.* — Roma, 1845, p. 348.

maladie primitive, soit inflammatoire, soit scrofuleuse, et tant que cette maladie persistera. Lorsque la luxation est ancienne, avant d'en entreprendre la réduction, la médication émolliente est de rigueur. Les douches de vapeur à la manière russe, les bains locaux tièdes, les cataplasmes émollients enveloppés d'une toile imperméable (1), et précisément ceux de laitue, selon la pratique du midi de l'Italie, et dont je me suis servi avec profit, doivent être mis en usage. La pratique de Dupuytren, qui n'entreprenait jamais la rupture des cals difformes sans avoir fait précéder l'emploi des cataplasmes émollients, est une autorité suffisante pour me dispenser de toute autre démonstration à l'objet.

Après la réduction et la rupture de l'ankylose, il est dans le pouvoir du chirurgien de diminuer, en la prévenant, cette espèce de réaction consécutive à l'entorse, de nature toute particulière, et qu'on a tenue jusqu'à présent comme synonyme de l'inflammation traumatique; si l'on doit continuer à l'appeler de ce nom, il n'est pas moins vrai que cette inflammation, de sa nature, est incapable de changer de place et de suppurer, et qu'elle achève bien sa résolution sous l'influence des répercussifs et des réfrigérants. Ceci est un principe de thérapeutique dont l'utilité est reconnue par tous les grands chirurgiens. Ainsi, je n'y insisterai point, et à tous les moyens recommandés par M. Bonnet (2) contre l'entorse, j'ajouterai l'usage local de la neige souvent renouvelée, des mélanges frigorifères comme les fomentations de Schmuker, de la *posca* ou eau vinaigrée, des cataplasmes de pariétaire hachée avec le vinaigre, de l'eau salée, etc., etc., selon la pratique que j'ai suivie et recommandée depuis dix ans, dans mon mémoire sur les entorses (3). Il faut insister sur l'emploi de ces moyens jusqu'à parfaite guérison et ne pas imiter la pratique de certains chirurgiens

(1) Palasciano. — *Guida medica del soldato*. — Nap., 1846, *p*. 69.

(2) *Traité des Maladies des articulations*, t. 1, 2e part. CHAP. I.

(3) *Giornale delle utili conoscenze. Memoria su le distorsioni.* — Napoli, Maggio, Giugno, Luglio ed Agosto, 1837.

qui se hâtent d'y substituer les cataplasmes tièdes et émollients aussitôt qu'ils voient la partie chaude et enflée. Il faut convenir que dans la nature de ces lésions mécaniques et sous-cutanées, il y a quelque chose qui n'est pas du procès phlogistique ordinaire, et qui ne peut pas être traité par le moyen des hyposthénisants communs, mais qui doit être attaqué pendant toute l'évolution de ses phases par les réfrigérants, les répercusifs et les astringeants.

## *Ethérisation.*

Dans le moment même de la réduction ou de la rupture, l'éthérisation est un moyen auxiliaire du traitement de la luxation consécutive du genou; et quoique le relâchement musculaire, produit par l'inhalation de l'éther, ne puisse pas avoir la même influence sur la réduction des luxations spontanées, comme pour les luxations traumatiques dans les mains de MM. Velpeau, Barrier et Bouchacourt (1), car les tendons raidis ne sont pas contractés, mais dans un état de transformation et de raccourcissement qui est toute autre chose que la contraction spasmodique; cependant il est indubitable que les services rendus par l'éther, dans cette opération, sont très grands. Le chirurgien peut agir avec extrême diligence et grand sang-froid; il n'a pas à combattre contre les efforts du malade et la réaction des muscles distendus. Dans mes opérations j'ai obtenu l'insensibilité parfaite par l'éthérisation, et le relâchement musculaire qui l'accompagne n'a pas été capable de me faire produire la réduction sans la ténotomie, malgré les manœuvres les mieux dirigées. Je n'ai point observé de réaction musculaire produite par l'éther, même après la rupture de l'ankylose et la réduction du déplacement, et je puis affirmer qu'une bonne partie de la réussite de mes opérations doit être attribuée à l'immobilité passive gardée

(1) *Bulletin de la Société médicale d'émulation.* — Journal de Médecine de Lyon, 1847.

par les malades pendant la réduction, aussi bien que la décision de se soumettre à une pareille opération à la juste confiance inspirée par la grande découverte américaine.

### *Machines.*

Les appareils mécaniques sont d'une grande puissance dans la réduction de ces difformités; mais il faut en diriger et surveiller l'usage et les faire agir toujours dans les directions que la main du chirurgien donnerait aux différentes parties de la jointure. Nous avons parlé des appareils convenables lors de l'inflammation de la jointure soit traumatique, soit par cause interne; ces mêmes appareils seront indiqués pendant tout le temps de la réaction consécutive aux manœuvres de réduction et à la rupture de l'ankylose angulaire du genou. Cependant, dans les cas où nous avons produit la réduction presque complète tout de suite après la rupture de l'ankylose, nous avons obtenu de grands avantages par la dernière gouttière en fil de fer de M. Bonnet. Cet appareil, d'un mécanisme ingénieux et d'une application facile et commode, est une gouttière ayant à son extrémité inférieure un tourniquet pour opérer des tractions sur le pied et sur la jambe. Sur le côté interne de la gouttière au-dessous du genou est placé un autre tourniquet qui tire le sommet de la jambe en dedans et en avant à l'aide d'une bande enroulée au membre et conduite sur sa face antérieure de dehors en dedans. Une bande de cuir matelassée, bouclée à la gouttière, y fixe l'extrémité inférieure de la cuisse et peut l'entraîner de dedans en dehors, et une sous-cuisse, aussi matelassée, est fixée au bord montant de la gouttière et sert à la contre-extension.

Lorsque la réaction est finie, il s'agit de redonner à la jointure ses mouvements naturels, ce qu'on doit obtenir par le moyen de la flexion et de l'extension en faisant dans le même temps des tractions à jambe fléchie. Rien ne convient mieux alors que le grand appareil de

Delpech, avec les modifications suivantes que j'ai fait exécuter à Testu, mécanicien de Lyon. Les deux montants en acier de la jambe sont en deux pièces courantes l'une sur l'autre et fixées par le moyen de deux vis, de manière à ce qu'on puisse les allonger et tenir la jambe dans un état de traction permanente et à volonté. La roue d'engrenage ou vis sans fin, à l'articulation des deux montants jambiers et fémoraux, est amovible pour permettre, quand on le veut, dans la marche, les mouvements d'extension et de flexion du genou, sans être surchargé du poids du corps. Les montants fémoraux ont le même mécanisme que les jambiers, afin de pouvoir appliquer la machine à plusieurs individus, ce qui est d'une grande commodité dans les hôpitaux.

*Indications et contre-indications.*

Il n'y a pas besoin de raisonnement ou d'exemples en thérapeutique chirurgicale pour démontrer que tout déplacement indique la réduction, et toute adhérence la division. La réduction donc de la luxation consécutive de la jambe en dehors et en arrière, et la rupture de l'ankylose angulaire du genou sont deux opérations chirurgicales. D'après l'observation et le raisonnement, et la pratique d'hommes spéciaux, tels que MM. Dieffenbach, Duval, Bonnet, on en peut ainsi formuler l'indication générale, que plutôt on agit, plus on est sûr d'un heureux résultat. En effet, la résistance des tissus fibreux est en raison directe de l'ancienneté de l'affection et du raccourcissement, et l'on sait, par les recherches d'anatomie pathologique, que pendant la période aiguë de l'inflammation le ramollissement des tubercules, etc., etc., les tissus fibreux ramollis ne résistent guère aux efforts du chirurgien ; les adhérences ne sont point fortes et les fausses membranes ne sont pas complètement organisées. Au contraire, la pratique de MM. Duval et Bonnet et ma propre expérience ont démontré qu'après la réduction les douleurs cèdent, et la maladie primitive achève plus subitement sa marche; ce qui fit élever en doctrine à M. Duval que « la douleur, l'inflammation, l'altération des parties intra et extra-capsulaires, celles des téguments, le gonflement flegmoneux, œdémateux, les cicatrices nombreuses, les plaies en suppuration, toutes ces circonstances qui semblent être autant de contre-indications, ne doivent point arrêter l'opérateur et sont au contraire des indications pour le faire agir. Toutes les préventions qui auraient pu l'arrêter devant ces éventualités doivent tomber devant les faits (1). » Je sais bien que l'un des chirurgiens distingués de Paris, M. Vidal, a déclaré que jamais pour lui il n'y aura indication de briser les liens articulaires pour guérir une ankylose (2), et nous serions du même avis s'il s'agissait de briser les *liens articulaires*, au lieu de rompre seulement les adhérences morbides selon le but que nous nous sommes proposés; mais nous ne pourrions jamais convenir « que l'ankylose est un bienfait qu'il ne faut ni méconnaître ni compromettre, » et nous espérons que cela ira dans les mille et une préventions en chirurgie dont le XIXe siècle a fait justice. Déjà l'Académie royale de médecine, en admettant la méthode Louvrier à l'honneur de l'expérimentation, démontra que la rupture de l'ankylose est une opération chirurgicale qui a bien ses indications.

Quant à l'inutilité de la ténotomie sur la supposition que la substance qui réunit les bouts coupés est ou trop courte ou trop longue, c'est un lit de Procuste que tout le monde peut sauter ou y passer par dessous.

Les faits publiés par MM. Dieffenbach, Phillips, Duval, Bouvier, Bruni, Carbonai et Guérin sont là à l'appui de mon assertion.

Mais qu'il me soit permis, en terminant, de puiser des

(1) Ouv. cité, p. 420.

(2) *Des indications et des contre-indications en médecine opératoire.* Paris, 1841.

arguments d'analogie dans la rupture des cals difformes des os fracturés, que la moderne chirurgie regarde comme une opération précieuse et en général efficace, parce qu'elle améliore au moins la position du malade (1); et notre analogie aura beaucoup plus d'importance si l'on considère que la meilleure méthode pour la rupture des cals est précisément celle de M. Œsterlen de Tubingen (2), qui ne diffère en rien de la méthode Louvrier pour la rupture de l'ankylose du genou.

Dans la rupture des cals difformes on brise des os qui doivent se réunir, tandis que dans la rupture des ankyloses on brise des adhérences qui restent désunies. Dans le premier cas on produit une fracture parmi des tissus faciles à être déchirés; dans l'autre, les capsules fibreuses des articulations mettent tout autre tissu à l'abri de la lésion. Il est très difficile enfin, dans la rupture des cals, de produire une fracture telle que la difformité demanderait pour être détruite, ou en d'autres termes, il faudrait un procédé pour chaque difformité, tandis que dans la rupture des ankyloses il suffit pour toutes de faire tomber la fracture dans l'interligne naturelle de la jointure.

(1) Laugier. *Des Cals difformes.* — Paris, 1841, p. 65.

(2) *De la Rupture du Cal, ou Méthode sûre pour rompre les os mal réduits.* — Trad. de Maurer, 1828. — La machine d'OEsterlen se compose d'une forte traverse des extrémités de laquelle partent deux tiges métalliques verticales terminées par une pelote concave qui embrasse la partie du membre correspondant à la saillie du cal; ces pelotes sont munies de courroies pour assujétir les autres pelotes concaves qui soutiennent la partie du membre opposée au cal; de cette manière le membre difforme est suspendu par deux points entre lesquels se trouve le cal. Du centre de la traverse descend une tige terminée par une pelote qui appuie sur le cal à l'aide d'une manivelle.

# RAPPORT

**FAIT A LA SOCIÉTÉ DE MÉDECINE DE LYON, DANS SA SÉANCE DU 5 JUILLET 1847, PAR UNE COMMISSION COMPOSÉE DE MM. BOUCHACOURT ET BONNET, RAPPORTEUR.**

---

Messieurs,

M. le docteur Palasciano, chirurgien de l'hôpital militaire du Sacrement et de l'hôtel des Incurables, à Naples, vous a présenté, dans la séance du 7 juin, un mémoire dans lequel il traite *des muscles rotateurs externes de la jambe et de l'utilité, dans le traitement des luxations consécutives du tibia en arrière et en dehors, de la section des rotateurs externes et de celle du triceps crural.*

Vous avez chargé M. Bouchacourt et moi de vous rendre compte de ce travail. Nous venons nous acquitter aujourd'hui de la tâche que vous nous avez confiée.

On croit, généralement, que les mouvements de flexion

et d'extension sont les seuls que puisse exécuter l'articulation du genou et que la jambe est privée de la pronation et de la supination que peut exécuter l'avant-bras, son analogue dans le membre supérieur. L'examen attentif des fonctions du genou ne confirme pas cette opinion, encore très répandue malgré les indications données par Bichat, et malgré les travaux étendus et précis que les frères Weber ont publiés dans l'*Ecyclopédie anatomique.*

Lorsque la jambe est étendue sur la cuisse, elle ne peut, il est vrai, tourner en aucun sens; mais, dès qu'elle est fléchie sur le fémur, elle peut exécuter avec une extrême facilité des mouvements de rotation. Chacun peut reconnaître l'existence de ces mouvements, lorsque, plaçant les doigts sur la tête du péroné, il tourne alternativement la pointe du pied en dedans ou en dehors. Dans cette expérience, la tête du péroné ne reste pas immobile; elle devient plus antérieure lorsque la pointe du pied se porte en dedans, plus postérieure lorsque la pointe du pied se porte en dehors. Les frères Weber ont déterminé avec précision l'étendue de ces mouvements; après avoir implanté une aiguille dans l'épine du tibia et placé dans un cadran gradué, la jambe fléchie à angle droit, ils ont fait tourner celle-ci autant qu'il a été possible de le faire, avec la force des mains. En examinant l'espace parcouru par l'aiguille sur le cadran gradué, ils ont reconnu que la rotation peut être de treize degrés en dedans, de vingt-six degrés en dehors. L'ensemble de ce mouvement peut donc être d'un neuvième de cercle, et il est une fois plus étendu du côte externe que du côté interne. Les limites qui lui sont imposées deviennent de plus en plus étroites, à mesure que la jambe se rapproche de l'extension, ou qu'on la porte dans une flexion forcée.

Vos commissaires ont répété sur le cadavre, de concert avec M. Palasciano, les expériences de MM. Weber, et ils les ont trouvées d'une parfaite exactitude.

Ces considérations préliminaires étaient indispensables pour aborder la première question que M. Palasciano cherche à résoudre dans son mémoire, savoir : Quels sont les agents du mouvement de rotation de la jambe ? MM. Weber considérent le muscle biceps comme le muscle rotateur en dehors, et ils attribuent la rotation en dedans au muscle poplité et aux trois muscles qui forment la patte d'oie ; les muscles fléchisseurs de la jambe peuvent donc, suivant eux, dévenir des muscles rotateurs.

Tout en partageant les vues de MM. Weber sur les fonctions rotatrices des muscles de la cuisse qui viennent d'être désignés, M. Palasciano a été conduit à penser que le muscle spécialement destiné à la rotation en dehors est celui que les auteurs classiques désignent sous le nom du tenseur du fascia-lata.

Ce muscle, que nous appellerons désormais, avec Chaussier, iléo-aponévrotique, pour éviter dans sa dénomination toute présomption sur ses usages, s'attache en haut à la crête iliaque et se fixe en bas à l'aponévrose fémorale ; mais il ne se termine pas plus à cette aponévrose que le biceps à la partie supérieure de son tendon. Il est aisé de reconnaître, dans la composition du faisceau externe du fascia-lata, des fibres longitudinales très résistantes qui du muscle iléo-aponévrotique vont s'attacher à tout le contour de la tubérosité externe du tibia. Ces fibres peuvent être considérées comme un tendon applati, confondu avec l'aponévrose ; elles présentent une telle résistanee et une telle direction, que le muscle ne peut se contracter sans agir, par leur intermédiaire, sur le tibia. Cette action, si elle s'exerce sur la jambe fléchie, en entraîne nécessairement la rotation en dehors.

A l'appui de cette induction anatomique M. Palasciano fait observer que pendant la vie l'on ne peut porter la jambe fléchie dans la rotation en dehors sans que la main appuyée sur le muscle iléo-aponévrotique n'en fasse reconnaître la dureté et le gonflement, phénomènes qui ne laissent pas de doute sur l'existence de sa contraction.

Les idées toutes nouvelles de M. Palasciano sur les usages du muscle considéré jusqu'à présent comme tenseur de l'aponévrose, expliquent une disposition dont Bichat avait recherché vainement la cause, et dont il demandait l'explication en ces termes :

« Pourquoi la partie interne qui répond à des muscles plus nombreux est-elle recouverte d'une lame aponévrotique plus mince, et n'a-t-elle point de muscle tenseur? »

Si la partie la plus épaisse de l'aponévrose fémorale contient un muscle dans son épaisseur, ce n'est pas qu'elle en ait besoin pour être fortifiée, c'est que ce muscle a une toute autre fonction ; il est rotateur de la jambe en dehors.

Remarquez du reste comme tout est bien harmonisé dans cette disposition anatomique : la supination de la jambe est impossible dans l'extension du genou; aucun muscle ne tend à la produire dans cette position; l'iléo-aponévrotique est aussi impuissant à cet égard que le muscle biceps. Mais que la jambe se fléchisse, que la rotation en dehors devienne possible, immédiatement le biceps et l'iléo-fémoral sont disposés de manière à entrainer, s'ils se contractent, ce mouvement de rotation.

Toutes ces considérations conduisent vos commissaires à adopter les vues de M. Palasciano sur les fonctions du muscle iléo-aponévrotique, et à penser qu'il a ajouté aux connaissances, dont les travaux des frères Weber avaient enrichi la physiologie, sur les agents qui produisent la rotation de la jambe.

Les applications thérapeutiques qu'il a fait de ses idées à la réduction des déplacements consécutifs du genou achèveront d'en démontrer l'importance et la justesse.

A la suite des maladies graves de l'articulation du genou, on observe plus souvent peut-être que dans toute autre jointure les luxations spontanées : ces luxations peuvent se faire dans des directions assez variées ; mais dans l'immense majorité des cas, le tibia se porte en arrière et en dehors des condyles du fémur. Ce déplacement est le seul dont nous ayons à nous occuper dans ce rapport ; mais il se produit dans des conditions tellement complexes que son examen embrasse presque toutes les questions qui se rapportent à la luxation spontanée du genou.

Lorsque le tibia se luxe en arrière et en dehors, on observe constamment avec le déplacement de sa partie supérieure : 1° la flexion de la jambe; 2° son abduction; 3° sa rotation en dehors; 4° et enfin la luxation de la rotule sur le côté externe du fémur. Cinq éléments constituent donc la difformité qu'on observe dans ces cas; trois d'entre eux peuvent être simulés sur un genou sain, savoir : la flexion, la rotation et l'abduction; deux autres appartiennent nécessairement à l'état morbide : ce sont le glissement du tibia à la partie externe et postérieure des condyles fémoraux, et la luxation incomplète de la rotule en dehors.

Les travaux récemment publiés, qui ont démontré le caractère complexe de la variété la plus fréquente des luxations spontanées du genou, ont permis de reconnaître pourquoi les éléments qui la constituent se combinent entre eux suivant le mode qui vient d'être décrit. Ils ont conduit à une thérapeutique préventive, dont l'efficacité aurait dû répandre davantage la pratique, et l'on peut dire qu'au point où en est la science sous ce rapport, l'anatomie pathologique, l'étiologie et la prophylaxie des luxations spontanées du genou sont connues d'une telle manière que les solutions données à l'une des questions qui se rapportent à ce sujet, s'harmonisent parfaitement avec les solutions données aux autres. Mais ces travaux sont loin de conduire à des méthodes thérapeutiques propres à guérir les luxations spontanées une fois produites.

C'est à la solution de ce problème que les recherches de M. Palasciano nous paraissent apporter des éléments d'une haute importance. Pour en faire comprendre la valeur résumons en quelques mots les tentatives faites jusqu'à présent pour opérer ces réductions difficiles.

Si l'on tient compte de tous les éléments dont se compose la difformité qui nous occupe, on voit que pour la faire disparaître en totalité il faut : 1° faire cesser les positions de la jambe qui sont devenues permanentes, savoir : la flexion, la supination et l'abduction; 2° réduire le déplacement externe et postérieur du tibia ainsi que celui de la rotule en dehors.

1° Pour remplacer par l'extension la flexion permanente de la jambe on peut employer l'action des mains, celle des appareils, et recourir, dans l'insuffisance de ces moyens, à la section des tendons du jarret. Nous n'examinerons aucune des questions qui se rapportent à ces divers procédés opératoires, l'auteur dont nous analysons le mémoire n'ayant rien ajouté sous ce rapport aux travaux déjà publiés; il est cependant une question qu'il examine et qui ne peut être passée sous silence : c'est celle du redressement direct ou du redressement précédé de la flexion.

Parmi les auteurs d'orthopédie les uns, et ce sont les plus nombreux, conseillent d'effacer de prime abord l'angle que le tibia fait avec le fémur; les autres, ayant M. Dieffenbach à leur tête, suivent une marche différente. Ils commencent par opérer la flexion, et ce n'est qu'après avoir fait exécuter ce mouvement qu'ils s'occupent de l'extension. M. Palasciano se prononce pour cette seconde manière de faire et nous n'hésitons pas à l'adopter comme lui. A l'aide de cette méthode, on rompt, avec beaucoup moins de difficultés que dans l'extension directe, les adhérences du tibia et du fémur, comme le démontreront les faits cités plus loin; on peut à son aise détacher la rotule du fémur, lors même que des adhérences en partie osseuses unissent ces deux os entre eux. Aucun autre moyen ne permet de vaincre une aussi grande difficulté.

2° Les recherches de M. Palasciano sur les agents qui déterminent la rotation de la jambe en dehors font aisément pressentir que la question des moyens de remédier à la supination devenue permanente est l'une de celles où il a dû apporter le plus de lumière. C'est là en effet que nous retrouvons les recherches les plus intéressantes.

Pour remédier à la supination de la jambe on peut

l'entourer d'une bande qui, étant conduite sur sa face antérieure de dehors en dedans et plusieurs fois enroulée autour du membre, va se rendre à un tourniquet placé en dedans et au-devant du genou. L'action de ce tourniquet ne peut s'exercer par l'intermédiaire de la bande ainsi enroulée sans que le tibia ne soit attiré dans la pronation.

Il est possible que lorsque les adhérences ne sont pas solides, ce moyen produise le résultat désiré; mais il est insuffisant dans la grande majorité des cas. Quelle disposition anatomique maintient donc alors la permanence de la supination? En tirant des conclusions des principes physiologiques que nous exposions plus haut, M. Palasciano a pensé que la rotation en dehors était maintenue par le biceps et par le feuillet externe de l'aponévrose fémorale, ou mieux, suivant son langage, par le tendon du muscle rotateur externe; d'où il a conclu qu'il fallait couper le tendon de ce muscle pour faire cesser la rotation du tibia en dehors, de même que l'on coupe les tendons du jarret pour remédier à la flexion de la jambe.

Une expérience cadavérique, que M. Palasciano a répétée plusieurs fois sous nos yeux, démontre la justesse de ces vues.

Si l'on plie la jambe sur un cadavre à un angle qui peut varier de 90 à 145 degrés et que l'on prenne les précautions propres à mesurer la rotation du tibia en dedans, on reconnaîtra que cette rotation ne peut s'exécuter au-delà de 13 degrés, quelque soit l'effort que l'on exerce avec les mains.

La limite normale de ce mouvement une fois constatée, que l'on coupe au-dessus du condyle externe du fémur l'aponévrose fémorale, en ayant soin de prolonger l'incision sur la partie épaisse qui va s'attacher à la ligne âpre du fémur, et l'on verra immédiatement que le mouvement de rotation en dedans peut être porté jusqu'à 26 degrés. La partie externe de l'aponévrose fémorale, et suivant le langage de l'auteur, le tendon du rotateur externe est donc un obstacle aux efforts que l'on peut faire dans les luxations spontanées de la jambe pour en faire cesser la supination permanente. Cette expérience, toute nouvelle, nous a été démontrée plusieurs fois sur le cadavre par M. Palasciano, et nous en avons vérifié l'exactitude. Elle conduit à couper le faisceau externe du fascia-lata dans les luxations spontanées dont la supination permanente de la jambe forme l'un des éléments.

Mais quel est le procédé à suivre dans cette section? Évidemment il faut l'opérer par la méthode sous-cutanée et l'exécuter de telle manière que le ténotome fasse tout à la fois la section du rotateur externe et celle du muscle biceps. Pour atteindre ce but, le procédé qui nous a paru le meilleur est celui dans lequel la piqûre est faite sur le bord interne du biceps à deux centimètres au-dessus du condyle fémoral. Le ténotome mousse introduit profondément à travers cette piqûre, au-dessous de la peau, permet de couper sans peine le feuillet externe du fascia-lata et le tendon du muscle biceps.

Les idées les plus justes en apparence ont besoin d'être soumises à l'expérience pour être adoptées, et vous nous demandez quels sont les résultats qu'on peut obtenir sur le vivant de la méthode proposée par M. Palasciano. L'observation suivante répondra à cette question.

Une dame de 36 ans, bien constituée, éprouva, sans cause connue, l'une de ces inflammations aiguës et intenses du genou dans lesquelles des épanchements de lymphe plastique ramollissent la synoviale et les ligaments. Le membre inférieur fut abandonné à la position vicieuse dont l'un de vos commissaires a démontré avec tant d'insistance les dangers: on laissa reposer le membre sur le côté externe du talon. Après six mois de souffrances aiguës et continuelles l'inflammation disparut; mais le tibia était luxé en arrière et en dehors, la rotule l'avait accompagné dans ce dernier sens; et la jambe, comme dans les cas décrits plus haut en général, était dans la flexion, l'abduction et la rotation en dehors. Au huitième mois on chercha à réduire cette luxation, et l'on employa dans ce but une machine qui exerçait des tractions sur la jambe, poussait le tibia en avant et en dedans, et faisait des efforts pour le faire tourner du côté interne. Cette machine, employée chaque jour pendant deux mois, ne produisit aucun résultat. Au dixième mois M. Palasciano coupa sous nos yeux le biceps et la partie externe de l'aponévrose fémorale. Aussitôt après cette section on put ramener la crête du tibia un peu plus en dedans et les mouvements à peine perceptibles dans la jointure, qui paraissait presque entièrement ankylosée, devinrent sensibles quoique toujours extrêmement bornés. Pour aider à ce résultat immédiat, on plaça de nouveau le membre dans l'appareil qui avait été jusque-là employé inutilement. Au bout d'un mois, voici les résultats qui avaient été obtenus : La rotation en dehors et l'abduction de la jambe avaient complètement cessé, la flexion était un peu moindre ; le but de l'opération avait été atteint. Le tibia était toujours luxé en arrière et en dehors, la rotule était toujours fixée au-devant du condyle externe du fémur ; les mouvements, quoique distincts, étaient toujours bornés, le problème n'était pas résolu complètement ; mais l'élément de la difformité que l'opération était destinée à combattre avait disparu. L'expérience sur le vivant confirmait donc les inductions que M. Palasciano avait déduites de ses idées physiologiques et de ses expériences sur le cadavre.

3° En énumérant les indications à remplir dans le traitement de la difformité complexe qui accompagne la luxation consécutive du tibia en arrière et en dehors, nous avons signalé successivement la nécessité de redresser la jambe, de remédier à sa supination et de faire cesser l'abduction dans laquelle elle est maintenue. Nous venons de voir ce qu'on peut faire pour remplir les deux premières indications; examinons à présent les questions relatives à la troisième.

Lorsque, dans l'état normal, le tibia est étendu sur le fémur, il est impossible de l'incliner à droite ou à gauche ;

mais, dès qu'il est fléchi, les mouvements de latéralité peuvent s'exécuter sans peine, surtout celui par lequel l'extrémité inférieure de la jambe se porte en dehors. Ce mouvement, que l'on peut désigner sous le nom d'abduction, est facilité par la supination; il acquiert la plus grande étendue quand la jambe est tout à la fois fléchie et tournée en dehors.

Dans les difformités complexes du genou avec flexion et rotation en dehors de la jambe, l'abduction doit s'observer et s'observe en effet constamment. Que faire pour y remédier? Evidemment, on peut exercer dans ce but soit des pressions sur la partie externe de la jambe, soit des tractions sur son extrémité inférieure. Mais ces moyens ont peu d'efficacité si on laisse persister la supination et la flexion, lesquelles, dans l'état normal, rendent seules possible l'inclinaison latérale de la jambe, et si l'on ne coupe pas le tendon du muscle ileo-aponévrotique, qui, sans aucun doute, est le muscle abducteur de la jambe, en même temps qu'il en est le muscle rotateur externe. Il suit de là que la section, qui permet de faire cesser la rotation de la jambe en dehors, est aussi utile pour remédier à son inclinaison latérale. La justesse de cette proposition nous a été démontrée par l'observation qui vient d'être citée: après avoir combiné quelque temps l'action d'un appareil convenable avec la section de l'aponévrose externe, l'abduction de la jambe a cessé comme la rotation en dehors. M. Palasciano a donc perfectionné les moyens de remplir la troisième indication comme il a perfectionné les moyens de remplir la seconde.

4° Nous abordons à présent la partie la plus difficile du problème, celle de savoir comment on peut combattre la luxation du tibia et celle de la rotule. Nous commençons par cette dernière, car les difficultés qui s'y rapportent ont besoin d'être résolues, comme le démontreront les observations suivantes, avant celles que présente la luxation du tibia lui-même.

Lorsque la rotule est entraînée en dehors consécutivement au déplacement de la jambe, dans le même sens, elle vient se placer au-devant du condyle externe du fémur. La pression qu'elle exerce alors ne tarde pas à ulcérer ce condyle, et l'expérience démontre que des adhérences osseuses s'établissent promptement entre elle et l'os de la cuisse. Son ankylose précède toujours celle du tibia et du fémur, et lorsque ces deux os peuvent encore exécuter l'un sur l'autre des mouvements obscurs, elle est devenue complètement immobile.

Que faire dans ce cas pour rompre les adhérences de la rotule et pour ramener cet os entre les deux condyles? Nous avions regardé jusqu'à présent la solution de ce problème comme impossible. Les recherches de MM. Dieffenbach et Palasciano tendent à nous faire changer d'opinion à cet égard.

Nous avons rapporté plus haut que M. Dieffenbach, dans les opérations qu'il pratique pour redresser des genoux affectés d'ankylose angulaire, exagère, avant tout, la flexion et la fait exécuter plusieurs fois au membre avant de le redresser. Dans ce mouvement de flexion, le ligament rotulien, fortement tendu, peut arracher la rotule de la position vicieuse où elle est fixée, lui rendre dès-lors sa mobilité et permettre de la ramener entre les condyles fémoraux. Une observation citée par M. Phillips démontre la réalité de ce déplacement de la rotule sous l'influence de la flexion forcée de la jambe.

M. Palasciano, reprenant la question au point où l'avait laissée M. Dieffenbach, a pensé que si l'on coupait le tendon rotulien du muscle quatriceps fémoral, la flexion de la jambe romprait bien plus sûrement les adhérences de la rotule. Cet os, n'étant plus retenu en haut par le quatriceps et cessant d'être maintenu pressé contre le fémur, doit céder plus aisément à l'action exercée sur lui par le ligament rotulien, ainsi qu'à toutes les forces qui tendent à le faire mouvoir.

La combinaison de la flexion forcée de la jambe avec la section du quadriceps, est une idée hardie; elle est juste toutefois, bien raisonnée, et elle nous a parue digne d'être soumise à l'expérience. La luxation complexe du genou est une si déplorable infirmité, qu'il est permis d'employer contre elle tous les moyens qui, comme celui-ci, n'exposent qu'à une recrudescence passagère de l'inflammation.

Evidemment, la section du quadriceps, combinée avec la flexion de la jambe, ne peut être que l'un des éléments de l'opération complexe qu'il faut pratiquer dans les cas dont nous examinons la thérapeutique. Il faut y joindre la section des rotateurs externes de la jambe et l'emploi prolongé des machines qui remplissent l'ensemble des indications à réaliser.

C'est d'après ce plan, fondé sur les vues de M. Palasciano, que M. Bouchacourt a opéré à l'hôpital une femme dont le genou était dans les mêmes conditions que celui de la dame citée plus haut. Mêmes antécédents, même disparition de l'inflamation, même association de difformités ; les seules différences étaient les suivantes : le mal était seulement au huitième mois, l'affection et le déplacement beaucoup plus prononcé, l'immobilité plus complète, aucune espèce de mouvement n'était possible. Après avoir endormi la malade par l'éther, M. Bouchacourt a fait la section sous-cutanée du biceps et du faisceau externe de l'aponévrose fémorale. Par une autre piqûre faite à trois centimètres plus haut, il a coupé le faisceau antérieur du quatriceps; après ces sections, la jambe fortement pliée a cédé aux efforts qui étaient exercés sur elle; des craquements, indices de la rupture des adhérences osseuses, se sont fait entendre; le tibia a pu exécuter des mouvements étendus sur le fémur, et les efforts immédiats de traction ont pu le ramener dans une flection et une abduction sensiblement moindres que celles où il se trouvait avant l'opération ; mais le résultat le plus remarquable qui ait été obtenu est la mobilité de la rotule et son retour à sa position normale. Immédiatement après la flexion elle est venue se placer entre les condyles fémoraux, et l'on a pu lui faire exécuter avec les doigts des mouvements aussi étendus que dans l'état normal. La réduction du tibia était loin d'être complète; mais ici encore le but immédiat avait été atteint:

l'on avait remédié aux adhérences et à la luxation de la rotule.

Nous vous avons entretenu, il n'y a qu'un instant, de la malade à laquelle M. Palasciano avait coupé le tendon du biceps et le faisceau externe de l'aponévrose fémorale. Cette première section avait permis de faire cesser la supination et l'abduction de la jambe, et des mouvements moins obscurs avaient pu s'exécuter entre le tibia et le fémur; ces mouvements étaient toutefois extrêmement bornés et la rotule restait toujours complètement immobile et adhérente au condyle externe du fémur. Le 29 juin M. Palasciano pratiqua la section sous-cutanée du quatriceps de la cuisse et celle du ligament latéral externe du genou, après que la malade eût été plongée dans le sommeil au moyen de l'éther. Des efforts violents et prolongés pendant près de deux minutes furent nécessaires pour rompre, en fléchissant la jambe, les adhérences qui l'unissait au fémur. Cependant, lorsque cette rupture eut lieu, on put porter la flexion jusqu'à l'angle droit. Comme dans le premier cas, la rotule fut détachée du fémur et ramenée sur la ligne médiane; elle continua cependant à être adhérente au tibia, comme si le ligament rotulien eût été en partie ossifié.

Ces faits ne laissent point de doute et démontrent que même dans le cas d'une ankylose qui parait osseuse, l'on peut réduire la luxation de la rotule en dehors, à l'aide de la méthode de M. Palasciano.

5° Pour continuer l'examen des moyens propres à remédier à tous les éléments de la difformité, il nous reste à parler de ceux qu'on peut opposer à la luxation du tibia en arrière et en dehors; et d'abord le raisonnement démontre, et l'expérience nous a prouvé dans les deux cas qui viennent d'être cités, que lorsqu'on a rompu les adhérences du tibia et du fémur, ramené la rotule sur la ligne moyenne, lorsqu'on a fait cesser la supination et l'abduction de la jambe, le déplacement, suivant l'épaisseur que présentent les os du genou, diminue très sensiblement.

Pour compléter la réduction ainsi commencée, il faut insister sur les moyens mécaniques qui portent la tête du tibia en avant et en dedans, tandis que l'on tire l'extrémité inférieure du fémur en arrière et en dehors. Ces indications ont été remplies chez les deux malades dont nous avons résumé brièvement l'histoire, à l'aide d'un appareil construit sur le modèle donné par l'un de nous. Cet appareil tend à remédier simultanément à tous les éléments de la difformité; par une traction en sens inverse sur les deux extrémités du membre, il efface la flexion et l'abduction de la jambe; grâce à un mécanisme indiqué plus haut, il s'oppose à la supination, et les pressions en sens inverse, qu'il permet d'exercer sur le tibia et le fémur, détruisent graduellement le déplacement que les os ont éprouvé suivant leur épaisseur. Cet appareil, ou tout autre construit dans les mêmes principes, est un adjuvant indispensable des sections tendineuses et musculaires qu'a imaginées M. Palasciano.

On peut se demander, en terminant, jusqu'à quel point l'ensemble des moyens qui viennent d'être décrits peut faciliter la marche des malades; quels sont les accidents qu'ils peuvent entraîner, et dans quels cas on peut les mettre en usage. L'étendue déjà très considérable donnée à ce rapport ne nous permet pas de discuter ces questions dans toute leur généralité; il nous suffira de dire que chez les deux malades dont il a été question dans ce travail, la luxation et l'ankylose étaient survenues à la suite d'une inflammation pseudo-membraneuse, et que cette inflammation était complétement dissipée. Toutes les opérations pratiquées dans ces cas n'ont été suivies que d'une inflammation légère qui s'est dissipée au bout de quelques jours; il est à présumer que, grâce au rétablissement de la forme du genou et au mouvement graduel qu'on peut lui faire exécuter, les fonctions du membre inférieur se rétabliront d'une manière plus ou moins satisfaisante. Encore le temps est nécessaire pour résoudre complétement cette question.

Quoiqu'il en soit de ce dernier point, les développements dans lesquels nous sommes entrés, démontrent que les recherches de M. Palasciano ont fait connaître l'importance du muscle iléo-aponévrotique comme agent de la rotation du tibia en dehors, et qu'il a remarquablement perfectionné le traitement de certaines luxations consécutives du genou; d'une part, en proposant la section de la partie du fascia-lata, qu'il considère comme le tendon du muscle rotateur externe, pour remédier à la supination et à l'abduction permanentes du tibia; de l'autre, en combinant la section du quatriceps avec la flexion forcée de la jambe pour rompre les adhérences de la rotule et ramener cet os à sa position normale. Son mémoire renferme, comme vous le voyez, des vues très ingénieuses, très logiquement enchaînées et très propres à perfectionner la thérapeutique, jusqu'à présent si impuissante, des luxations spontanées du genou avec ankylose incomplète. Il contient sans doute plus que des découvertes spéciales s'appliquant au genou; il y a là le germe de recherches analogues, qui, poursuivies dans plusieurs articulations, peuvent ajouter de nouveaux progrès à la thérapeutique des maladies articulaires.

Nous vous proposons d'adresser à l'auteur des remerciements pour le travail important dont il vous a donné communication, et d'inscrire son nom sur la liste des candidats à la place de membre correspondant de la Société.

---

*P. S.* Depuis la lecture de ce rapport à la Société de médecine, l'état chaque jour plus satisfaisant des deux malades dont l'observation vient d'être citée, et trois autres cas d'application des méthodes de M. Palasciano, confirment l'opinion que nous avons émise sur leur utilité.

Les deux femmes dont l'observation est citée dans le rapport n'ont plus aujourd'hui, 28 juillet, aucun gonflement dans le genou; leur membre est parfaitement redressé et la difformité se borne à une légère saillie du fémur en avant. L'une et l'autre peuvent se tenir sur leurs deux pieds, sans appui ; elles exécutent elles-mêmes des mouvements de huit à dix degrés du tibia sur le fémur. Leur rotule a conservé la mobilité que l'on avait obtenue par l'opération. Il est à noter que dès la deuxième semaine on a fait exécuter chaque jour des mouvements artificiels à l'articulation malade.

Dans un troisième cas, avec luxation du tibia en arrière et en dehors, ankylose de la rotule et l'ensemble des difformités décrites dans ce rapport, j'ai fait, le 24 juillet, au nommé Claude Gonnot, âgé de 22 ans, la section simultanée de tous les muscles du jarret, celle du tendon de l'iléo-aponévrotique et la section du faisceau antérieur et externe du quatriceps. La flexion forcée de la jambe a détaché la rotule du fémur, et j'ai pu redresser presque complètement la jambe avec les mains. Les suites immédiates de l'opération ont été aussi simples que dans tous les autres cas déjà cités.

Cette troisième opération a été faite dans des conditions très défavorables ; la flexion de la jambe sur la cuisse était à angle droit. Tandis que chez les deux premières malades, la lésion dont la difformité avait été la conséquence avait eu une marche aiguë, datait de moins d'une année, et n'avait jamais entraîné de suppuration: celle du jeune Gonnot durait depuis dix ans et s'était compliquée, pendant deux ans, d'une suppuration avec exfoliation superficielle du fémur. Si le succès est complet dans des conditions aussi défavorables, il y aura peu d'ankyloses du genou dont on ne puisse tenter la guérison avec chance de succès.

Les deux autres cas dont ils nous reste à parler ont moins d'importance, car la difformité du genou était sans luxation, sans ankylose, et qu'il n'a pas été nécessaire de couper le triceps ; il y avait simplement flexion, abduction et rotation en dehors de la jambe. J'ai opéré dans l'établissement orthopédique de M. Millet le premier de ces malades. Une cicatrice profonde, suite d'un abcès dans le creux du jarret, était la cause principale de sa difformité. A la section des muscles biceps, demi-tendineux, demi-membraneux, et droit interne, j'ai joint celle du tendon de l'iléo-apovrénotique suivant la méthode de M. Palasciano. De plus, réalisant un projet que j'avais formé depuis longtemps, j'ai coupé le tendon d'Achille, afin de détruire l'obstacle qu'opposent au redressement de la jambe les muscles jumeaux, qu'il est impossible d'atteindre par leur partie supérieure. Le redressement a été très marqué immédiatement, et, grâce à une machine ingénieuse, imaginée et appliquée par M. Millet, il a été complet au bout d'une dixaine de jours.

Dans le dernier cas, n° 39 de la salle Saint-Louis de l'Hôtel-Dieu, opéré par M. Bouchacourt, et dans lequel l'abduction et la rotation en dehors de la jambe étaient associées à une légère flexion sans ankylose, il a suffi de couper le biceps et le tendon de l'iléo-apovrénotique. Le résultat a également confirmé les vues de M. Palasciano sur l'importance de ce dernier tendon, comme maintenant l'abduction et la rotation en dehors de la jambe.

BONNET.

Lyon, 28 juillet 1847.

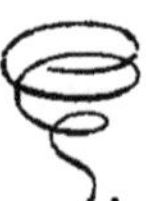

# TABLE DES MATIÈRES.





## EXPLICATION DE LA PLANCHE.

FIG. 1. — Le muscle rotateur externe de la jambe et son tendon. *A.* Corps du muscle. *B.* Insertion fémorale de ses fibres tendineuses, et union avec celles des fessiers. *C.* Insertion tibiale.

FIG. 2. — Piqûre de la peau pour la section des tendons du biceps et du rotateur externe.

FIG. 3. — Section du droit antérieur et du vaste externe.

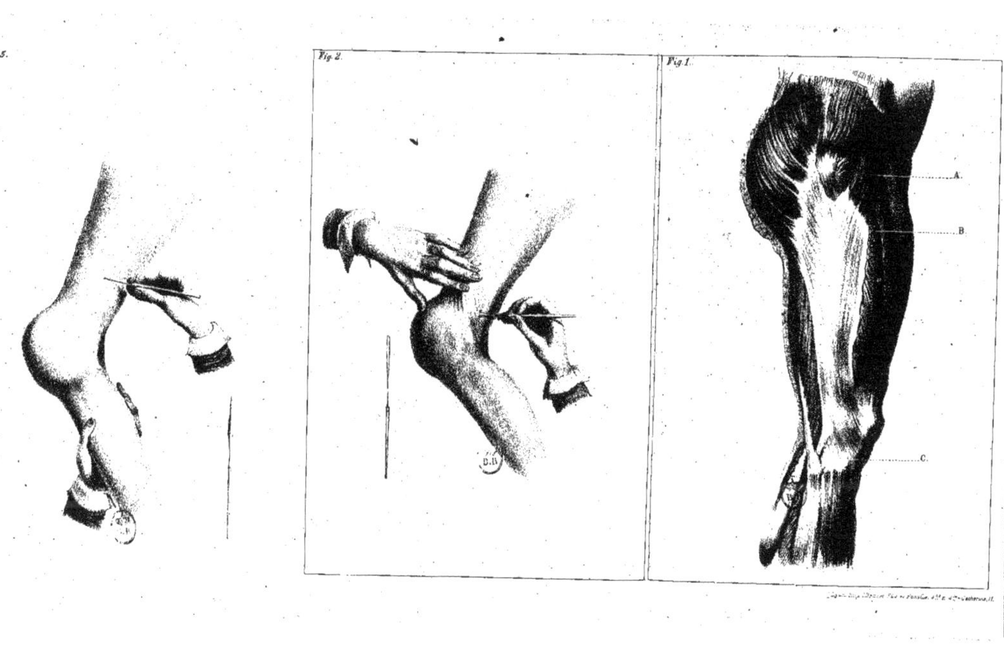
Fig. 2.
Fig. 1.
A.
B.
C.

www.ingramcontent.com/pod-product-compliance
Ingram Content Group UK Ltd.
Pitfield, Milton Keynes, MK11 3LW, UK
UKHW020210200726
13856UKWH00004B/1298